Medicina Evolucionista
Aportaciones pluridisciplinares

Volumen IV

Alvaro Daschner

José-Luis Gómez Pérez

María-José Trujillo Tiebas

(Editores)

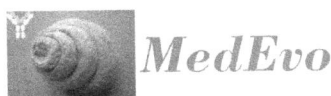

www.medicinayevolucion.com

1ª Edición: Abril 2018
ISBN: 978-1986667319

Índice

Autores y Comité Editorial... 5

Prólogo.. 7

Hongos y su potencial pro-inflamatorio
Alvaro Daschner. Servicio de Alergia, Instituto de Investigación Sanitaria (IIS)- Hospital Universitario de la Princesa, Madrid. 9

Micotoxinas ambientales y alimentarias
Sari M. Arponen. Servicio de Medicina Interna Hospital Universitario de Torrejón, Madrid. 23

Hormesis: lo que no mata, fortalece
Maria Cristina Sánchez Melchor. Directora Técnica de la División Nacional Ilunion Esterilización. 37

Microbiota hoy: el legado de René Dubos
Alvaro Daschner. Servicio de Alergia, Instituto de Investigación Sanitaria (IIS)- Hospital Universitario de la Princesa, Madrid. 51

Glicobiología y Neu5Gc en la evolución humana
Sari M. Arponen. Servicio de Medicina Interna Hospital Universitario de Torrejón, Madrid. 65

Plausibilidad evolutiva de la inmunoterapia específica en alergia
Alvaro Daschner. Servicio de Alergia, Instituto de Investigación Sanitaria (IIS)- Hospital Universitario de la Princesa, Madrid. 81

Pubertad Precoz Central ¿genética o ambiente?
Nelmar Valentina Ortiz Cabrera. Especialista en Pediatría. Doctoranda Bioquímica Clínica, Instituto de Investigación Sanitaria (IIS)- Hospital Clínico San Carlos, Madrid. 99

¿Es la hiperactividad una enfermedad moderna?

Clara I. Gómez-Sánchez. Departamento de Genética. Instituto de Investigación Sanitaria (IIS)- Fundación Jiménez Díaz, Madrid. 109

Eventos traumáticos en la infancia y su relación con las conductas suicidas

Silvia Vallejo Oñate. MIR de cuarto año. Departamento de Psiquiatría y Psicología Clínica. Instituto de Investigación Sanitaria (IIS)- Fundación Jiménez Díaz, Madrid. 119

Jornadas y Seminarios en Medicina Evolucionista.................. 131

Índice Analítico... 147

Autores y Comité Editorial

Sari M. Arponen

Es Licenciada en Medicina y Cirugía por la Universidad de Murcia y Doctora en Ciencias Biomédicas por la Universidad Complutense de Madrid, además de Máster en Enfermedades Infecciosas por el CEU Cardenal Herrera y Máster en VIH por la Universidad Rey Juan Carlos. Especialista en Medicina Interna, se ha dedicado fundamentalmente a las enfermedades infecciosas, sobre todo en el campo del VIH, la hepatitis C y las enfermedades tropicales. Actualmente trabaja en el Hospital Universitario de Torrejón.
E-mail: arponen@gmail.com

Alvaro Daschner

Es Médico especialista en Alergología, doctorado por la Universidad de Freiburg (Alemania). Profesor en el Master de Investigación en Inmunología y Master de Microbiología y Parasitología: Investigación y Desarrollo de la Universidad Complutense de Madrid. Coordinador de las Jornadas y Seminarios en Medicina Evolucionista desde sus inicios en 2009. Sus líneas de investigación y numerosas publicaciones en revistas científicas y capítulos de libro abarcan principalmente las enfermedades alérgicas relacionadas con el parásito *Anisakis simplex*, la urticaria crónica y el papel de la dieta.
E-mail: medicinayevolucion@gmail.com

José-Luis Gómez Pérez

Es Biólogo y Antropólogo físico. Fue Profesor en el Máster Interuniversitario de Antropología Física: Evolución y Biodiversidad Humanas, UCM-UAM-UAH. Formó parte del equipo de investigación de la UAM, para el estudio de los yacimientos calcolíticos de la Comunidad de Madrid. Coordinador de las Jornadas y Seminarios en Medicina Evolucionista desde sus inicios en 2009..
E-mail: jlgomez.antropo@gmail.com

Clara I Gómez-Sánchez

Es Doctora en Bioquímica, Biología Molecular, Biomedicina y Biotecnología por la Universidad Autónoma de Madrid en 2017. Realizó la tesis doctoral en el Departamento de Genética de la Fundación Jiménez Díaz. Nuestra línea de investigación estuvo centrada en el estudio genético y farmacogenético del Trastorno por Déficit de Atención e Hiperactividad en niños de la población Española.
E-mail: clarai.gmez@gmail.com

Nelmar Valentina Ortiz Cabrera

Es Licenciada en Medicina por la Universidad Central de Venezuela (2004), Especialista en Pediatría y puericultura Hospital de Niños J.M. de Los Ríos Caracas-Venezuela (2010), especialista en Bioquímica Clínica Hospital Universitario Clínico San Carlos (título a obtener en junio 2018) y actualmente realiza su trabajo doctoral por la UAM en el servicio de genética de la Fundación Jiménez Díaz. Su área de trabajo se desarrolla en el campo de la Genética Clínica sirviendo de enlace entre la clínica y el laboratorio para diversas patologías hereditarias y en particular para las enfermedades genéticas de manifestación en la infancia. Ha publicado en varias revistas científicas tanto nacionales como internacionales y ha colaborado en grupos de trabajo nacionales e internacionales.
E-mail: valentinapediatra@gmail.com

Maria Cristina Sánchez Melchor

Es Licenciada en Ciencias Biológicas por la Universidad Complutense de Madrid. Doctora en Medicina Preventiva y Salud Pública por la Universidad Rey Juan Carlos. Desde 2008 presta sus servicios en Ilunion Esterilización, primero en Garantía de Calidad y en 2016 se hizo cargo de la Dirección Técnica en la división nacional.
E-mail: mcsanchez@ilunion.com

María-José Trujillo Tiebas

Es Licenciada en Biología por la UCM (1991), Máster en Antropología por la UCM (1993) y Doctora en Ciencias por la UAM (1998). Su área de trabajo se desarrolla en el campo de la Genética Humana aunando tanto el aspecto diagnóstico como el investigador de diversas patologías hereditarias y en particular de las enfermedades neuro-genéticas, displasias esqueléticas y malformaciones congénitas. Ha publicado en numerosas revistas científicas tanto nacionales como internacionales y ha participado como docente en numerosos cursos de formación. Actualmente es Coordinadora de las Jornadas y Seminarios en Medicina Evolucionista desde sus inicios en 2009..
E-mail: MJTrujillo@fjd.es

Silvia Vallejo Oñate

Es Graduada en Medicina por la Universidad Complutense de Madrid (2013). Actualmente cursando el último año de residencia en la especialidad clínica de Psiquiatría en el Departamento de Psiquiatría y Psicología clínica en el Hospital Universitario Fundación Jiménez Díaz. Estancia en el 2017 en el Departamento de Investigación de la Universidad de McGill (Montreal, Canadá), del grupo McGill para Estudios de Suicidio y el Programa de Trastornos Depresivos, a cargo del Dr. Gustavo Turecki, jefe del Departamento de Psiquiatría del Instituto Universitario de Salud Mental de Douglas.
E-mail: svallejoonate@gmail.com

Prólogo

Estamos en nuestro noveno año de actividades en Medicina Evolucionista y como en ocasiones previas, hemos podido publicar algunas de las últimas contribuciones en este cuarto volumen. Con ello se está consolidando la Medicina Evolucionista como un área de estudio y difusión sin que ninguna temática en los campos entre la biomedicina, la antropología y otras disciplinas cercanas se resista a ser tratada con un enfoque multidisciplinar.

Cuanto más avanza la especialización en el mundo médico y en los campos de asistencia sanitaria, más se justifica no dejar de lado la visión de todos los otros campos que influyen sobre el bienestar o la aparición de enfermedad.

Los autores ofrecen, en versión escrita, el contenido y trabajo de los seminarios y jornadas para ofrecer al lector interesado un acceso a la temática, así como el rigor necesario de estudio bibliográfico. También hemos observado como la propia planificación de los seminarios y la posterior elaboración de los capítulos estimulan a una búsqueda incesante de nuevo contenido o la oportunidad de profundizar en futuros seminarios en aspectos que se han quedado fuera de los debates tan enriquecedores.

En el afán de no dejar fuera del debate de la perspectiva evolutiva de la enfermedad a disciplinas aparentemente ajenas al campo biomédico, seguiremos sin duda en este camino de integrar la ciencia biomédica con otras ciencias humanistas que puedan aportar conocimiento. Al fin y al cabo, nuestra evolución como especie no hubiera sido posible sin la evolución socio-cultural y por ello no podemos dejar de recordar cómo los aspectos sociales, culturales así como la psicología, influyen en la aparición o manejo de las enfermedades.

Alvaro Daschner
José-Luis Gómez Pérez
María-José Trujillo Tiebas

Hongos y su potencial pro-inflamatorio

Alvaro Daschner

Resumen

Entre los posibles factores ambientales dañinos, los hongos merecen una consideración especial. Su capacidad intrínseca de germinar o infectar activamente los tejidos del huésped podría determinar un papel especial de los mecanismos de defensa del huésped. Con la aparición de hongos en la historia evolutiva, otros organismos tuvieron que desarrollar estrategias para reconocerlos y hacerles frente. Las controversias existentes acerca del Síndrome de hipersensibilidad frente a la humedad y el moho (= Dampness and Mold Hypersensitivity Syndrome) pueden deberse a la gran variabilidad de los síntomas clínicos, pero también de los posibles factores desencadenantes asociados con el moho y la humedad. Se presenta una hipótesis en la que un análisis evolutivo de los diferentes patrones de respuesta observados en el DMHS es capaz de explicar la variabilidad existente de los patrones de enfermedad. La interpretación clásica de las respuestas inmunes y los síntomas se abordan dentro del campo de la fisiopatología. El análisis evolutivo presentado busca las causas evolutivas del amplio espectro de síntomas en DMHS. La susceptibilidad individual de las reacciones inmunes puede conferir una respuesta exagerada, y los síntomas exagerados se explican entonces en términos de inmunopatología como en el caso de la alergia mediada por IgE. Otros síntomas que incluyen mecanismos neuro-conductuales pueden explicarse por la importancia de la prevención de evitar entornos insalubres si se tiene en cuenta la capacidad letal de algunos hongos o metabolitos que se postula tenga una importante presión selectiva hacia la selección de todo tipo de mecanismos de defensa.

Introducción

En la historia evolutiva de la vida pronto aparecieron los hongos y otros organismos tenían desde entonces que desarrollar estrategias para reconocerlos y defenderse o convivir con ellos. Ejemplos clásicos de efectos nocivos de los hongos o sus micotoxinas provienen principalmente del campo de la alimentación. Así se ha descrito la neutropenia asociada con la exposición a tricotecenos producidos por *Fusarium tricinctum*, otros efectos inmunomoduladores causados por hongos o el efecto del ergotismo largamente conocido a lo largo de la historia humana por *Claviceps purpurea* [1](ver también el siguiente capítulo *Micotoxinas ambientales y alimentarias* en este volumen). Otros ejemplos del posible papel de los hongos en enfermedad son el reciente descubrimiento de células fúngicas e hifas en el tejido del sistema nervioso central en pacientes con enfermedad de Alzheimer, otras enfermedades neurodegenerativas como la esclerosis lateral amiotrófica o la esclerosis múltiple, lo que no se encuentra en sujetos de control [2, 3]. Las estimaciones han demostrado que mueren más personas por infecciones fúngicas que por tuberculosis o malaria juntos [4]. Una forma de vida moderna lleva a las personas a pasar más del 80% de su tiempo en interiores, y es conocido desde al menos la Antigüedad (Levítico) la infestación fúngica de los edificios. Estos hechos apuntan a que los hongos podrían haber jugado un papel importante en la selección de rasgos capaces de evitar los efectos nocivos de los hongos, moho y sus metabolitos.

Con el Síndrome de hipersensibilidad al moho y humedad (SHMH, del inglés DMHS (Dampness and Mold Hypersensitivity Syndrome) se ha acuñado un término nuevo que intenta incorporar otros tantos síndromes insuficientemente definidos para ayudar a verter cierta luz a una patología controvertida [5, 6]. Se trata de un conjunto de síntomas que pueden darse de forma diferente en distintos individuos afectos, abarcando varios sistemas como el respiratorio, cutáneo, osteo-articular o neurológico. A continuación se describen algunas asociaciones entre exposición y enfermedad en orden de evidencia científica (Figura 1).

Enfermedad respiratoria

Debido a que en el campo de la alergia existe como bio-marcador la inmunoglobulina IgE, que a su vez es causante de los síntomas del alérgico, es aquí donde más estudios aportan evidencia de la relación causal existente entre exposición a moho y enfermedad. Por un lado se han descrito varios hongos (p.e. *Aspergillus spp.*, *Cladosporium herbarum*, *Alternaria alternata*, etc.) que inducen una respuesta IgE en el sujeto alérgico. También se conocen los mecanismos patofisiológicos que conducen en las vías respiratorias a una inflamación que a su vez se traduce en manifestación de rinitis y/o asma bronquial. Por otro lado, se conoce que la humedad, pero también el frío, son desencadenantes considerados inespecíficos de asma bronquial, que en el contexto de este trabajo ganan un especial énfasis. Aunque la asociación de exposición a hongos en edificios poco saludables y el asma bronquial intrínseco (no-alérgico) es conocida y visible para el clínico, la falta de biomarcadores dificulta la exploración de evidencia. Ocasionalmente en estudios científicos se han usado como biomarcadores el β-glucano (polisacárido de la pared de los hongos) o la enzima N-acetilhexosaminidasa [7, 8], pero estos métodos no están disponibles en la evaluación rutinaria. También existe cierta evidencia epidemiológica, que la exposición a hongos se asocia con más propensión a las infecciones respiratorias víricas o bacterianas, lo que se ha interpretado en un contexto de inmunodeficiencia relativa secundaria, ya que el sistema inmune estaría muy comprometido en la reacción inflamatoria frente a la exposición a estos hongos [9].

Así llama la atención la flamante falta de biomarcadores en el campo de las patologías asociadas a la exposición a moho/hongos. En estudios epidemiológicos se han usado marcadores inmunológicos, como diferentes citoquinas o quimiocinas, o la presencia de otros isotipos de inmunoglobulinas que se asociarían con un determinado patrón de síntomas o con alguna patología, pero hay que destacar que no son marcadores específicos ni de enfermedad y mucho menos de exposición, y solo demuestran algún mecanismo de inflamación.

Lo que dificulta la evidencia

En otro escenario se ha asociado a la exposición a hongos, moho o alguno de sus componentes, como las micotoxinas, el propio β-glucano y otros compuestos a los distintos síndromes, cuyos síntomas se encuentran frecuentemente en el campo de la Neurología, la Reumatología, la Psiquiatría, etc., siendo sin embargo escasa la evidencia en búsquedas bibliográficas [5]. Existen pocos grupos de trabajo situados en este campo y solo existe un limitado número de publicaciones, frecuentemente casos aislados y metodología diagnóstica o de evaluación de la exposición diferentes. Esto dificulta mucho la comparación de estudios y la reproducción de los datos, lo último sobre todo por la frecuentemente diferente sintomatología de los pacientes. Existen varios otros factores que explican la controversia y la falta de evidencia en cuanto a la descripción de estos cuadros y la atribución de hongos o humedad como causantes de los mismos. A parte de la gran variabilidad de síntomas, muchos de los mismos tienen una naturaleza subjetiva, difícil de medir o de comparar, como el dolor, la pérdida de memoria, la fatiga, etc. Muchos de estos síntomas tienen además un carácter inespecífico, es decir se pueden dar en otros casos y patologías, ya que demuestran un estado de respuesta inflamatoria y los síndromes se solapan con otras enfermedades reumatológicas, autoinmunes, psiquiátricas, etc. Junto con la falta de biomarcadores de exposición y también de enfermedad específica, estos cuadros están predestinados a la falta de atención por parte de la comunidad científica. Finalmente los perjudicados son los pacientes cuyas molestias son etiquetadas con facilidad de desorden psiquiátrico [10].

Otra razón de peso que el SHMH no llegue a ser lo suficientemente atendido en la investigación y menos en la práctica médica tiene que ver con el concepto de causalidad que tantos quebraderos de cabeza nos puede producir. La propia disciplina de la epidemiología ha avanzado durante el siglo pasado de un concepto de mono-causalidad a un enfoque de poli-causalidad [11]. No solo en la especialidad de alergia o de las enfermedades infecciosas se está aprendiendo a valorar un conjunto de agentes o factores cuando se habla de factores de riesgo, de desencadenantes de exacerbación, de co-factores necesarios para la expresión clínica de una enfermedad. Por otro lado, para realizar estudios epidemiológicos necesitamos *dos* vertientes, una la(s) causa(s), y la otra la enfermedad (el efecto adverso). El enfoque en un estudio epidemiológico, pero también ante el paciente individual suele ser más frecuentemente la vertiente de la causa, y la contrastamos con la enfermedad que padece(n), p.e. una infección específica determinada o unos síntomas bien definidos. De esta forma se puede analizar el efecto de las micotoxinas y su efecto de toxicidad sobre el organismo o en el campo de la alergia el efecto de una IgE específica frente a la exposición de unos hongos concretos.

El problema que nos encontramos en el SHMH es que no tenemos bien definido la vertiente del *efecto*, existe mucha variabilidad de síntomas. Algunos estudios epidemiológicos descriptivos enumeran los distintos síntomas que se contabilizan en sujetos expuestos a edificios enfermos en comparación con sujetos sin esa exposición [12]. Pero falta en la mayoría de los casos una descripción mecanística aceptada para explicar las diferencias encontradas. Probablemente los métodos científicos utilizados y aceptados en la actualidad no sean suficientes para esclarecer estos cuadros. Aquí entra en acción el análisis evolutivo de la variabilidad de síntomas y la susceptibilidad frente a moho y humedad desde el punto de vista evolucionista.

Análisis evolucionista

Un análisis evolutivo de la problemática encontrada abarca un análisis de la relación hongos/moho y humanos en tiempos evolutivos, su impacto sobre el desarrollo evolutivo de los sistemas de reconocimiento/ defensa, en especial el sistema inmune y la conducta, además de incluir un clásico estudio de la enfermedad según sea una manifestación de toxicidad o defensa [13].

Figura 1: Estimación de evidencia en el SHMH

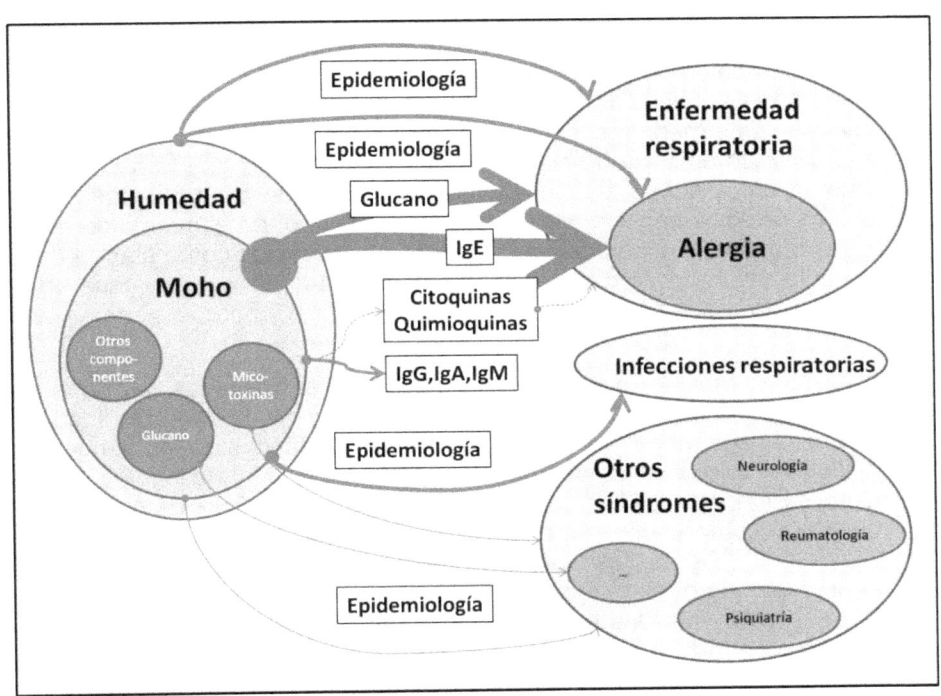

SHMH: Síndrome de hipersensibilidad a moho y humedad. El grosor de las flechas es indicativo de la evidencia científica, que es más elevada para las enfermedades alérgicas, donde existe la IgE específica como marcador de patogenia y sensibilidad específica. La evidencia entre exposición moho/ humedad y sintomatología extra-respiratoria es muy escasa en especial por falta de biomarcadores.

Comenzando con un análisis de la enfermedad diferenciando defecto o defensa, se dan varios posibles escenarios teóricos, que se resumen en la Figura 2: Ante la exposición a moho podemos simplemente no reconocerlo sin producir ningún efecto deletéreo, resultando en una tolerancia al mismo. Esta situación probablemente no sea común ya que en principio siempre hay algún tipo de acción-reacción. En un segundo escenario se reconoce al antígeno, pero la reacción del hospedador no es clínicamente relevante o visible, tolerando al moho, mientras que tampoco produce daño ya que se evita una estimulación hacía una inflamación innecesaria. La tercera circunstancia postula un efecto deletéreo del moho o alguno de sus componentes, pero que es frenado porque se pone en marcha una reacción de defensa. Todo queda en alteraciones inmunológicas o metabólicas invisibles y seguimos en un modelo de tolerancia, al menos durante un tiempo limitado y unos niveles determinados de agentes nocivos.

Por otro lado, si la exposición produce un efecto tóxico u otro efecto deletéreo sin inducir una defensa adecuada se produce un resultado adverso, enfermedad o síntomas. Pero, lo que tal vez sea lo menos intuitivo y sin embargo la situación más frecuente, es que la reacción de defensa en sí puede ser desmesurada, exagerada o en cualquier caso albergar efectos nocivos para el propio organismo, en el intento de evitar males mayores. Se ha postulado este tipo de reacción como alarma en el contexto del principio de detector de humos [14]. Es evidente que en la realidad va a ser difícil diferenciar cada escenario, porque siempre será una combinación de las citadas situaciones.

La historia humana está repleta de plagas y enfermedades relacionadas con la exposición al moho, lo que podría explicar la vulnerabilidad de padecer alergia al moho. La relación de los humanos con los hongos es múltiple y solo se mencionan aquí unos datos de relevancia para la comprensión del SHMH. Los hongos constituyen el 25% de la biomasa mundial y comprenden entre el 4-11% de las partículas finas urbanas y rurales [15]. Cabe destacar que frecuentemente son 100-1000 más numerosas que otras bio-partículas aerotransportadas como el polen [16]. Es de interés, que diferenciando los organismos de este reino de otros micro-organismos, puedan ser adquiridos directamente del entorno, es decir pueden producir infección directamente, sin mediar como en muchos casos de infecciones parasitarias, víricas o bacterianas, otros congéneres, animales o vectores. Salvo raras ocasiones no necesitan un hospedador vivo para su propagación y son raramente contagiosas. Mientras que es probable que para solo unas pocas especies de hongos haya existido una co-evolución como con otros micro-organismos o parásitos, el enfoque de este trabajo es sobre todo sobre el posible peligro de la adquisición infectante de hongos del entorno o sus metabolitos tóxicos. Se ha constatado que para lo inmenso que es el reino de los hongos solo hay pocas especies capaces de infectar, persistir y finalmente causar la muerte en sanos, pero se da la aparente paradoja que las infecciones invasivas son muy raras, mientras que cuando lo son, tienen una alto potencial de letalidad [17]. El escenario más frecuente serían situaciones de inmunodeficiencia, pero hay casos de micosis invasiva en sujetos aparentemente sanos [18, 19]. Se puede sospechar que el hecho que las infecciones invasivas sean raras se deba a una gran resistencia de humanos y mamíferos frente a la invasión por hongos.

La resistencia a la infección se puede definir como lo opuesto a la susceptibilidad a adquirir una infección fúngica, lo que estaría relacionado con unos mecanismos de defensa determinados. En el capítulo *Microbiota hoy: el legado de René Dubos* de este volumen se menciona la idea que el microbio por sí solo no es causa de enfermedad, ya que el entorno es modificador de la susceptibilidad o resistencia. Como entorno se entienden otros factores externos, pero también el sistema de defensa que no es exclusivo del sistema inmunitario o la microbiota como se argumenta en lo siguiente.

Como especie pertenecemos a los mamíferos y se ha postulado como hipótesis que la homeotermia es el mecanismo más importante de los mamíferos para resistir a las infecciones fúngicas [20]. Se ha postulado incluso que la extinción de los dinosaurios y el posterior auge de los mamíferos, escasos en número y pequeños en tamaño durante el dominio de los dinosaurios, haya sido causado entre otras por un aumento de la presencia de hongos en un escenario de extinción masiva de especies al chocar un meteorito gigante [21].

Otros mecanismos de defensa son anatómicos como el aclaramiento muco-ciliar o las barreras físicas [16]. La microbiota tiene su función produciendo metabolitos antifúngicos o defiende por competición, pero los sistemas más importantes y variables (capacidad de adaptación) sean tal vez el sistema inmune con su brazo innato y adaptativo, así como el sistema sensorial neuronal. En él podemos incluir reflejos, mecanismos de conducta, la conducta del enfermo, etc. [22].

En cuanto al sistema inmunológico, el sistema innato comprende entre otros los macrófagos o células dendríticas, que expresan en su superficie sensores específicos, los llamados receptores de patrones de patógenos como el TLR2 y TLR4. Una detección muy específica de hongos se lleva a cabo mediante la dectina que reconoce el β-glucano de la pared de los hongos. Al activarse se pone en marcha una cascada de eventos intracelulares que producen la fagocitosis, la producción de especies reactivas del oxígeno, la liberación de quimiocinas, citoquinas etc. Resultando finalmente en la inflamación y activación de las células T. Estas últimas pertenecen ya al sistema adaptativo que se ponen marcha más lentamente pero con más especificidad para cada patógeno o sus propios cambios evolutivos.

¿Para que sirven los mecanismos de defensa?

Esta pregunta que puede parecer un tanto trivial, no lo es tanto en algunos aspectos. Evidentemente es necesario combatir una infección o el daño que la infección pueda producir, tal como aquellos producidos por micotoxinas. Lo que no es tan aparente, es el hecho que independientemente del riesgo de muerte que alberga una infección invasiva a causa del agente infeccioso, la reacción de defensa puede ser energéticamente muy costosa y ante la supervivencia al efecto del hongo puede albergar otros peligros relacionados con un sistema inmunitario tan debilitado (ver arriba p.e. la predisposición a infecciones secundarias).

Figura 2: Defensa o toxicidad

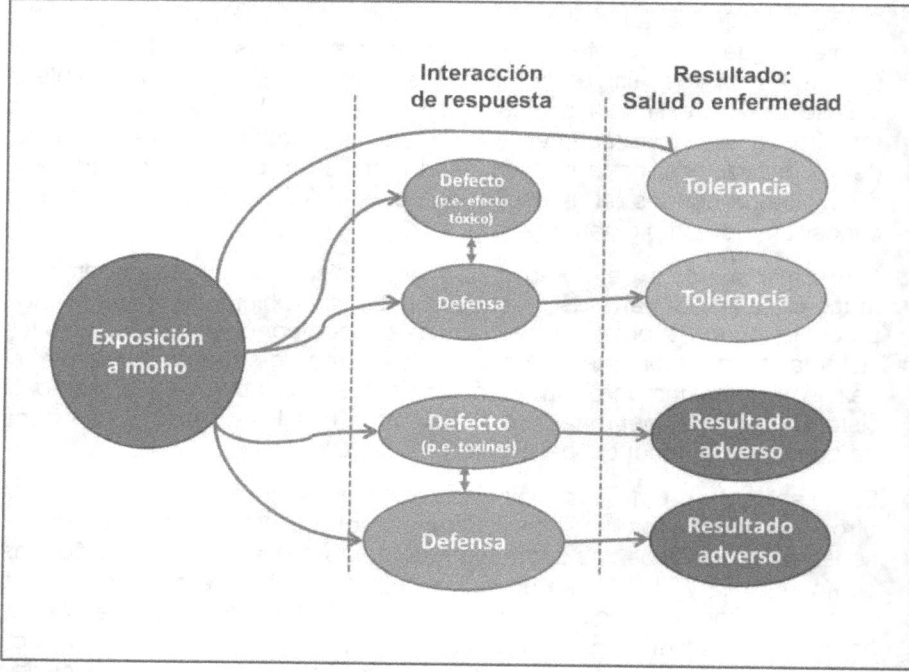

El organismo puede tolerar la exposición a moho si no existe reacción o si los mecanismos de defensa quedan clínicamente invisibles. Los efectos adversos pueden surgir de efectos tóxicos directos o por el contrario por la respuesta de defensa (p.e. inmunopatología), que intenta evitar efectos adversos mayores. En la realidad siempre existirá una mezcla de los mecanismos descritos.

Este hecho constituye una presión evolutiva muy fuerte, lo que explica que existan mecanismos de defensa en el brazo de la prevención con el objetivo de reconocer precozmente los peligros antes de la invasión. Esto a su vez significa reconocer señales que se asocian a peligro. Un ejemplo son las conductas de evitación orientadas a disminuir el riesgo de invasión, en especial evitando entornos insalubres. Así se puede describir una situación, en la que la presencia de hongos o humedad por mecanismos neuro-sensoriales dirige al sujeto en una acción de evitar una estancia prolongada, disminuyendo la probabilidad de enfermedad invasiva por hongos o efectos tóxicos de sus metabolitos.

Es por ello necesario reconocer precozmente un peligro, la presión selectiva justifica la existencia de estos mecanismos, pero en otra vertiente de interpretación evolutiva, estos mecanismos no necesariamente reconocen al peligro en sí, es decir las esporas, las hifas, o las micotoxinas. Pueden ser reconocidas otras sustancias no tan dañinas, proteínas excretadas, u cualquier otra señal asociada en tiempo y espacio con el peligro de invasión o del efecto altamente tóxico de las micotoxinas. Algunos ejemplos son: un ambiente de humedad como se ha apuntado en la introducción, la percepción de compuestos orgánicos volátiles (por sí mismo no dañinos), etc. Cuando este tipo de defensa produce síntomas podemos entrar en un conflicto si buscamos la causa de los mismos. Dos ejemplos sirvan para demostrar que la causa, por la que existe una determinada defensa, puede no ser tan directamente visible.

La bióloga M. Profet postuló que la producción de IgE en los pacientes alérgicos podría albergar un beneficio si se asocia el antígeno al que se une la IgE con un peligro relacionado, p.e. toxinas peligrosas, asociando la reacción alérgica con la evitación del alimento. Esta idea podría ser aplicable en la alergia a compuestos vegetales, de los que muchos contienen toxinas [23]. En el campo de la alergia respiratoria el toxicólogo M. Lappé propuso que la IgE frente a ácaros podría proteger frente a la contaminación por hongos de los cereales, ya que los ácaros de depósito y hongos compartirían un mismo escenario ambiental de cereales almacenados en un entorno húmedo. La reacción de IgE que finalmente produce asma conduciría a una disminución de exposición a aquel entorno [24].

En cuanto al papel de nuestro sistema sensorial, existen muchos ejemplos en la Biología que describen su papel en la conducta. Sirva de modelo un estudio con la mosca de la fruta *Drosophila melanogaster*, para la que se ha podido determinar la existencia de un sistema neuronal olfatorio específico con capacidad de reconocimiento de la geosmina, un compuesto producido por un hongo *Penicillium* y una bacteria del suelo *Streptomyces*. La mosca que se alimenta de micro-organismos, debe saber evitar aquellos que le puedan producir daño, como es el caso del *Penicillium*. La estimulación olfatoria a mínimas dosis incide en que la mosca no se alimente cerca ni se proceda a la ovoposición [25]. Así que la geosmina, que por sí solo no es tóxica, hace la función de señal. En humanos se sabe que una concentración mínima correspondiente a una gota en cuatro piscinas olímpicas puede ser detectada.

Alergia a hongos

Hasta hace poco la alergia a hongos y su relevancia clínica han estado controvertidas, pero sigue habiendo cierto desconocimiento en comparación con otros alérgenos como los ácaros del polvo o el polen [26]. Al igual que el conocimiento del reino de los hongos en el estudio de la microbiota va por detrás del campo de la bacteriología, observamos un retraso también aquí, debido a la dificultad para la obtención de extractos diagnósticos útiles, la falta de los mismos de hongos ambientales de interés, lo que se traduce finalmente en una muy probable subestimación del papel que juegan en la salud respiratoria. Por otro lado se han publicado series, donde se encuentra en población general IgE frente a hongos en hasta un 24% de los casos y casi la mitad en atópicos [26].

Que la IgE frente a hongos, como en el caso de *Alternaria alternata,* es relevante, se puede apreciar fácilmente, ya que los pacientes con IgE empeoran su asma, a veces de forma muy crítica, en días de humedad atmosférica y viento. Pero los pacientes con asma sin detección de IgE frente a hongos empeoran igualmente con frecuencia en lugares húmedos, y la explicación oficial es que se trata de un factor desencadenante inespecífico, como el frío o el ejercicio. Valorando lo arriba expuesto quedaría por determinar si realmente es simplemente un desencadenante inespecífico ante la inexistencia de extractos útiles para detectar IgE frente a otros micro-organismos de la humedad o se trata de una señal relacionada con la evitación de exposición a moho [27].

El hecho que el asma (intrínseca) no alérgica tiene características muy similares al asma alérgica en muchos casos hace pensar, que tal vez la producción de IgE sea simplemente un marcador especial tan necesario en la forma en la que ejercemos la ciencia o la medicina.

Síndromes extra-respiratorios

Sin embargo, si nos adentramos en valorar los síntomas extra-respiratorios atribuidos a humedad o exposición a moho, nos encontramos con publicaciones de conclusiones muy diversas, controversias, estudios no comparables, etc. A modo de ejemplo se demuestran los hallazgos de dos estudios publicados.

Un trabajo muy reciente estudió una familia de nueve personas, cuyos miembros contrajeron diversas enfermedades o molestias poco después de mudarse a una casa nueva. Hubo un olor a cloaca que inicialmente no se supo identificar o localizar. Padres e hijos comenzaron a padecer síndromes complicados, que incluían insomnio, migrañas, neuropatías, temblores, debilidad, problemas de memoria, alteraciones de la piel, digestivas, etc. Finalmente se estudió la vivienda, se identificaron colonias de *Aspergillus* y *Penicillium*, la familia cambió de casa y mejoraron paulatinamente [10]. En esta descripción como en tantas otras publicadas existe una asociación de enfermedad con un entorno determinado, siendo muy difícil una valoración de causalidad, que por otro lado no se contradice con una actitud prudente de recomendaciones de evitación.

Otro estudio comparó trabajadores de una oficina problema (problemas de humedad estructurales) con una oficina control, encontrándose asociado a exposición sobre todo a *Stachybotrys chartarum* pero también otros hongos del ambiente: alteraciones respiratorias, neurológicas, dermatológicos, Síndrome de fatiga crónica. En paralelo hubo también diferencias analíticas como alteraciones del hemograma [12]. Aquí también se describen asociaciones entre factores putativos y efectos adversos atribuidos, pero nuestro entendimiento de rigor científico nos pide la existencia de una descripción mecanística y una prueba de causalidad, tan difícil de conseguir.

Conclusiones

Mientras que los mecanismos inmunitarios que conducen a los fenómenos de inflamación están generalmente reconocidos científicamente, la visión evolutiva subraya la importancia que tiene la inmunopatología como una reacción inadecuada/ exagerada en un entorno actual, pero que tendría su sentido en un entorno diferente, en el cual se ha seleccionado debido a la presión ambiental. La alergia y el asma son ejemplos típicos. Por el contrario, otros mecanismos de defensa que incluyen fenómenos neuro-conductuales, son más difíciles de abordar en enfoques investigadores, lo que explica la menor evidencia y aceptación científica en el actual modelo de pensamiento científico. La asociación de síntomas variados extra-respiratorios con la exposición a ambientes de humedad y hongos seguirá siendo difícil de evaluar, mientras que no se disponga de biomarcadores adecuados de exposición así como biomarcadores específicos de patogenia, como sí existen en el caso de la alergia a hongos ambientales. Algunos estudios apuntan a la posibilidad de aumento progresivo de síntomas multi-orgánicos, siendo los respiratorios un posible inicio en el tiempo, expandiéndose en un contexto de exposición crónica a síndromes que abarcan molestias digestivas, problemas neurológicos, reumatológicos, y finalmente la posibilidad de sufrir el Síndrome de fatiga crónica o incluso de sensibilidad química múltiple [6]. Sin embargo, una comprensión evolucionista de la presencia de síntomas variados, que podríamos interpretar como mecanismos de evitación o huida de entornos insalubres, debería guiar al médico no solo al tratamiento sintomático, sino, pese a la falta de los biomarcadores útiles, a actuaciones de consejos de evitación de forma precoz.

Referencias

1. Fokunang CN, Tabi OY, Nkidum VN, et al. Mycotoxins: Quality Management, Prevention, Metabolism, Toxicity and Biomonitoring. In Krysztof S, editor. Health Management- Different Approaches and Solutios. InTech, 2011.
2. Alonso R, Pisa D, Aguado B, Carrasco L, Identification of Fungal Species in Brain Tissue from Alzheimer's Disease by Next-Generation Sequencing. J Alzheimers Dis 2017;58: 55-67.
3. Pisa D, Alonso R, Rábano A, Rodal I, Carrasco L, Different Brain Regions are Infected with Fungi in Alzheimer's Disease. Sci Rep 2015;5: 15015.
4. Brown GD, Denning DW, Gow NA, Levitz SM, Netea MG, White TC, Hidden killers: human fungal infections. Sci Transl Med 2012;4: 165rv13.
5. Daschner A, An Evolutionary-Based Framework for Analyzing Mold and Dampness-Associated Symptoms in DMHS. Front Immunol 2016;7: 672.
6. Valtonen V, Clinical Diagnosis of the Dampness and Mold Hypersensitivity Syndrome: Review of the Literature and Suggested Diagnostic Criteria. Front Immunol 2017;8: 951.
7. Terčelj M, Salobir B, Harlander M, Rylander R, Fungal exposure in homes of patients with sarcoidosis - an environmental exposure study. Environ Health 2011;10: 8.
8. Rylander R, Norrhall M, Engdahl U, Tunsäter A, Holt PG, Airways inflammation, atopy, and (1--> 3)-beta-D-glucan exposures in two schools. Am J Respir Crit Care Med 1998;158: 1685-7.
9. Portnoy JM, Kennedy K, Barnes CS, Controversies regarding dampness and mold growth in homes. Allergy Asthma Proc 2007;28: 257-8.
10. Tuuminen T, Rinne KS, Severe Sequelae to Mold-Related Illness as Demonstrated in Two Finnish Cohorts. Front Immunol 2017;8: 382.
11. Vineis P, Causality in epidemiology. Soz Praventivmed 2003;48: 80-7.
12. Johanning E, Biagini R, Hull D, Morey P, Jarvis B, Landsbergis P, Health and immunology study following exposure to toxigenic fungi (Stachybotrys chartarum) in a water-damaged office environment. Int Arch Occup Environ Health 1996;68: 207-18.
13. Nesse RM, Williams GC, Why we get sick : the new science of Darwinian medicine. 1st Edn. New York: Times Books, 1994.
14. Nesse RM, The smoke detector principle. Natural selection and the regulation of defensive responses. Ann N Y Acad Sci 2001;935: 75-85.
15. Fröhlich-Nowoisky J, Pickersgill DA, Després VR, Pöschl U, High diversity of fungi in air particulate matter. Proc Natl Acad Sci U S A 2009;106: 12814-9.

16. Cabral JP, Can we use indoor fungi as bioindicators of indoor air quality? Historical perspectives and open questions. Sci Total Environ 2010;408: 4285-95.
17. Köhler JR, Casadevall A, Perfect J, The spectrum of fungi that infects humans. Cold Spring Harb Perspect Med 2015;5: a019273.
18. Gupta A, Xess I, Sharma SC, Mallick S, Invasive rhinosinusitis by Exserohilum rostratum in an immunocompetent child. BMJ Case Rep 2014;2014.
19. Lee DH, Yoon TM, Lee JK, Joo YE, Park KH, Lim SC, Invasive fungal sinusitis of the sphenoid sinus. Clin Exp Otorhinolaryngol 2014;7: 181-7.
20. Robert VA, Casadevall A, Vertebrate endothermy restricts most fungi as potential pathogens. J Infect Dis 2009;200: 1623-6.
21. Casadevall A, Fungi and the rise of mammals. PLoS Pathog 2012;8: e1002808.
22. Steinkopf L, The Signaling Theory of Symptoms: An Evolutionary Explanation of the Placebo Effect. Evolutionary Psychology 2015;13: 1-12.
23. Profet M, The function of allergy: immunological defense against toxins. Q Rev Biol 1991;66: 23-62.
24. M L, Evolution of asthma. In: M L ed. Evolutionary Medicine: Rethinking the origins of disease. San Francisco: Sierra Club Books, 1994:193-208.
25. Stensmyr MC, Dweck HK, Farhan A, Ibba I, Strutz A, Mukunda L, Linz J, Grabe V, Steck K, Lavista-Llanos S, Wicher D, Sachse S, Knaden M, Becher PG, Seki Y, Hansson BS, A conserved dedicated olfactory circuit for detecting harmful microbes in Drosophila. Cell 2012;151: 1345-57.
26. Crameri R, Garbani M, Rhyner C, Huitema C, Fungi: the neglected allergenic sources. Allergy 2014;69: 176-85.
27. Johansson SG, Bieber T, Dahl R, Friedmann PS, Lanier BQ, Lockey RF, Motala C, Ortega Martell JA, Platts-Mills TA, Ring J, Thien F, Van Cauwenberge P, Williams HC, Revised nomenclature for allergy for global use: Report of the Nomenclature Review Committee of the World Allergy Organization, October 2003. J Allergy Clin Immunol 2004;113: 832-6.

Micotoxinas ambientales y alimentarias

Sari M. Arponen

Resumen

Las micotoxinas son metabolitos secundarios producidos por múltiples especies de hongos que pueden ser ingeridos o inhalados por el ser humano y otros animales. Son ubicuas sobre todo en los cereales, los frutos secos y la fruta deshidratada. Los organismos de seguridad alimentaria europea (EFSA) y española (AECOSAN) velan por el mantenimiento de las concentraciones de micotoxinas en los alimentos por debajo de los límites establecidos. Sin embargo es muy difícil valorar los posibles efectos adversos de la concurrencia de niveles autorizados de varias micotoxinas presentes de forma simultánea en los alimentos, o la sinergia con otros factores tóxicos como los disruptores endocrinos. Además las interacciones de las micotoxinas con la microbiota influyen en el efecto que éstas pueden acabar teniendo en el ser humano. Adicionalmente se han realizado modelizaciones que sugieren que el cambio climático probablemente provocaría un incremento en la afectación de las cosechas por hongos productores de micotoxinas.

Introducción: ¿Qué son las micotoxinas?

Los hongos existen desde hace cientos de millones de años. Se estima que hay aproximadamente 1.5 millones de especies de hongos y sólo se ha estudiado en profundidad el 5%. Los hongos se pueden dividir en mohos mucilaginosos (hongos acuáticos) o filamentosos (hongos pluricelulares con hifas, entre los que encontramos los hongos con cuerpo fructífero que son las setas) y levaduras (unicelulares). Los hongos como seres vivos nacen, crecen y se reproducen: son funciones mediadas por el metabolismo primario. También necesitan adaptarse e interaccionar con el medio en el que viven. Para estas funciones disponen del metabolismo secundario. Los metabolitos secundarios son sustancias producidas por plantas y microorganismos que no son imprescindibles para la vida. En el caso de los hongos se producen en la fase final o estacionaria de crecimiento y se suelen asociar a la diferenciación y la esporulación. Son moléculas de bajo peso molecular que pueden tener múltiples funciones: herbicida, pigmentaria, antibiótica, enzimática, insecticida, etc. Actúan como factores que permiten a los hongos comunicarse con su entorno para establecer relaciones de simbiosis con otros organismos o para defenderse de éstos. Los antibióticos u otros fármacos como las estatinas, algunos antifúngicos o antineoplásicos son sustancias derivadas del metabolismo secundario de los hongos.

También las micotoxinas son un tipo de metabolitos secundarios. En general se consideran micotoxinas aquellas sustancias producidas por hongos que resultan tóxicas para los animales vertebrados cuando se ingieren, inhalan o absorben por la piel, al causar disminución en el rendimiento, enfermedad o muerte [1]. Las micotoxinas pueden contaminar los alimentos y los piensos utilizados para la alimentación humana o animal. También hay producción de micotoxinas ambientales por ejemplo en edificios con humedades y crecimiento de mohos.

Las micotoxinas son sustancias inodoras. Si se detecta "olor a hongo" es porque puede haber presencia de compuestos orgánicos volátiles (VOCs, del inglés Volatile organic compounds) que causan el olor peculiar de una estancia con humedades y crecimiento de mohos. Estas toxinas además son insípidas por lo que el sentido del gusto tampoco nos protege de ellas. Por último, las micotoxinas son invisibles. Un alimento puede haber sido contaminado por micotoxinas y el hongo que las produjo ya no estar presente porque se eliminara por medios de limpieza química o mecánica. Sin embargo, estos procedimientos tienen una eficacia muy limitada para la eliminación de las micotoxinas. Es por ello que "el buen aspecto" de un alimento no garantiza en ningún caso que no contenga micotoxinas. Por otro lado, la micotoxina infiltra el alimento mucho más allá de donde se implantó el hongo. Es por ello que en una manzana con podredumbre no es suficiente con eliminar el trozo con mal aspecto: la patulina que pudiera haberse infiltrado en ella puede estar también en la parte con aspecto saludable. Un problema adicional importante de las micotoxinas es que son termoestables: su cocinado incluso a altas temperaturas no las elimina [2,3].

Hongos y humanidad en la historia

Relaciones entre humanos y Hongos

Los hongos existían en nuestro planeta cientos de millones de años antes que los humanos o nuestros ancestros más lejanos. Las relaciones de los humanos con los hongos son múltiples [4]. Una de las más recientemente descritas y probablemente menos conocida es la presencia de hongos formando parte de la microbiota humana [5,6]: es la micobiota, mucho menos investigada que la parte bacteriana de la microbiota pero de importancia indudable en la homeostasis del organismo.

Entre los beneficios más evidentes de los hongos podemos encontrar su utilización en la industria alimentaria (para la producción de fermentados como el vino, el queso, la cerveza o el pan), la industria forestal (por las micorrizas, que son hongos que viven en simbiosis con las raíces de las plantas), la lucha biológica (control de insectos y nematodos), la industria farmacológica (producción de antibióticos, antifúngicos, antineoplásicos y otros fármacos) y la biodegradación de residuos. Además han sido fuente importante de nutrientes en su uso directo como alimento. Por último, Terence McKenna propuso en su teoría "del mono drogado" que la evolución intelectual de *Homo sapiens* pudo tener que ver con el consumo de hongos con propiedades psicoactivas.

No todo ha sido positivo: los hongos pueden producir enfermedades en los seres humanos en forma de micosis, sobre todo en casos de inmunosupresión. El consumo de setas venenosas, a veces difíciles de distinguir de las comestibles por su gran parecido, puede ser incluso letal. Además los hongos pueden estropear los alimentos vegetales en su fase de cultivo o almacenamiento. También pueden ser causa de alergia por su proliferación en edificios y locales [ver *también el capítulo Hongos y su potencial pro-inflamatorio* en este volumen]. Por último, las micotoxicosis son un problema de salud a nivel global y es en este aspecto en el que nos centraremos en este capítulo.

Las micotoxinas en la historia de la humanidad

Las micotoxinas están invariablemente unidas a la agricultura. La forma en la que obtenemos mayoritariamente los alimentos desde la revolución agrícola de hace unos 10000 años es lo que posibilita la aparición de las micotoxinas en grandes cantidades en los alimentos. El ser humano cazador - recolector no cultivaba alimentos y tampoco los almacenaba de forma significativa. Con el advenimiento de la agricultura y la domesticación de las especies vegetales, las plantas domesticadas perdieron variabilidad genética y en parte su capacidad para defenderse de los hongos. La cada vez mayor tendencia a extensos cultivos monovarietales sobre todo de cereales permite a los hongos que infectan las cosechas actuar de forma extensa y mayor que en la naturaleza. A estos factores biológicos se unen los daños que pueden producir pájaros e insectos en los cultivos y facilitar la infección por hongos. Las condiciones de temperatura, humedad y daño mecánico igualmente influyen en la afectación de los cultivos por los hongos. El almacenamiento y el transporte de los productos cosechados, sobre todo si se realiza en unas condiciones de humedad y temperatura determinadas, son otros procesos críticos en los que los alimentos ya cosechados pueden ser afectados por hongos productores de micotoxinas [3].

Ya en una tabla Asiria de 600 AC se hablaba de "plagas de hongos". En la Biblia se hace referencia en varios versículos a la "tiña" que "estropea los cultivos". También hay textos romanos que hacen clara referencia al estropicio de las cosechas y los alimentos, producidos por hongos. El problema se hace especialmente acuciante en la Edad Media. En toda Europa hubo cientos de miles de afectados por el Fuego de San Antonio: se llamaba así al ergotismo provocado por los alcaloides del cornezuelo del centeno que afectaba a muchas de las cosechas de este cereal, provocando gangrena de miembros y síntomas neuropsiquiátricos en los afectados. Se fundaron hospitales monográficos dedicados al cuidado de las víctimas. El famoso caso de las Brujas de Salem de Nueva Inglaterra en el siglo XVII se debió muy poco a la brujería: el mismo cornezuelo del centeno que hizo estragos en la población europea unos siglos antes produjo los extraños síntomas de las personas acusadas de brujería en Salem y condados aledaños.

En el siglo XX las micotoxinas fueron un actor más en la Segunda Guerra Mundial. En la Unión Soviética hubo cientos de miles de muertos por la toxina T2, un tricoteceno cuya ingestión produce un cuadro denominado ATA (del inglés Alimentary Toxic Aleukia) o leucopenia tóxica alimentaria, un padecimiento similar al que se produce por la exposición a altas dosis de radiación. También en el frente asiático el ejército japonés sufrió bajas de decenas de miles de efectivos por consumo de alimentos conservados en condiciones que favorecían la proliferación de hongos. Hay asimismo evidencias sobre el papel más que probable de las micotoxinas en los millones de muertes de la hambruna de Bengal de 1943. En fechas más recientes la lluvia amarilla en los conflictos armados de Vietnam o el síndrome de la Guerra del Golfo se han relacionado con micotoxinas [7,8].

Efectos de las micotoxinas sobre la salud

Mecanismos de exposición y daño

Actualmente las micotoxinas están presentes en múltiples alimentos de origen vegetal, sobre todo en los cereales y los frutos secos, pero también por procesos de biotransformación aparecen en carnes y lácteos de los animales que se nutren de piensos y cereales contaminados. En el caso de la ingesta de alimentos vegetales que contengan micotoxinas se produciría una micotoxicosis primaria. Si esa micotoxina es consumida por animales, se puede acumular en tejidos o ser secretado en la leche que al ser consumidos por el ser humano provocarían una micotoxicosis secundaria [2]. Otras formas de exposición a micotoxinas son la inhalación de micotoxinas ambientales, el contacto cutáneo(9) e incluso se ha reportado la aparición de síntomas oculares por exposición a micotoxinas ambientales [10].

No toda exposición a micotoxinas necesariamente produce enfermedad, y ésta depende de la intensidad de la afectación pudiendo mostrarse tan solo como una leve sensación de malestar o disconfort. A nivel clínico, aunque las personas muestren síntomas más intensos, muchas no acuden al médico, y de los que lo hacen algunos pueden acabar incluso hospitalizados o con enfermedades graves que requieran seguimiento prolongado. La muerte puede ser un evento final en el caso de las micotoxinas más peligrosas.

Los órganos o aparatos del organismo que pueden verse afectados por las micotoxinas son múltiples, dependiendo de la micotoxina, la vía de exposición, la intensidad y duración de ésta y los factores basales de la persona expuesta. La neurotoxicidad puede producirse con manifestaciones variadas; toxicidad pulmonar en forma de alergia, hemorragia o cáncer; afectación hematológica por daño sobre la médula ósea; hepatotoxicidad con hepatitis o incluso hepatocarcinoma; también puede haber toxicidad sobre el sistema inmune, el tubo digestivo, los riñones o las glándulas endocrinas. La afectación puede manifestarse de forma aguda o de forma crónica [9].

Figura 1. Exposición y efecto de las micotoxinas.

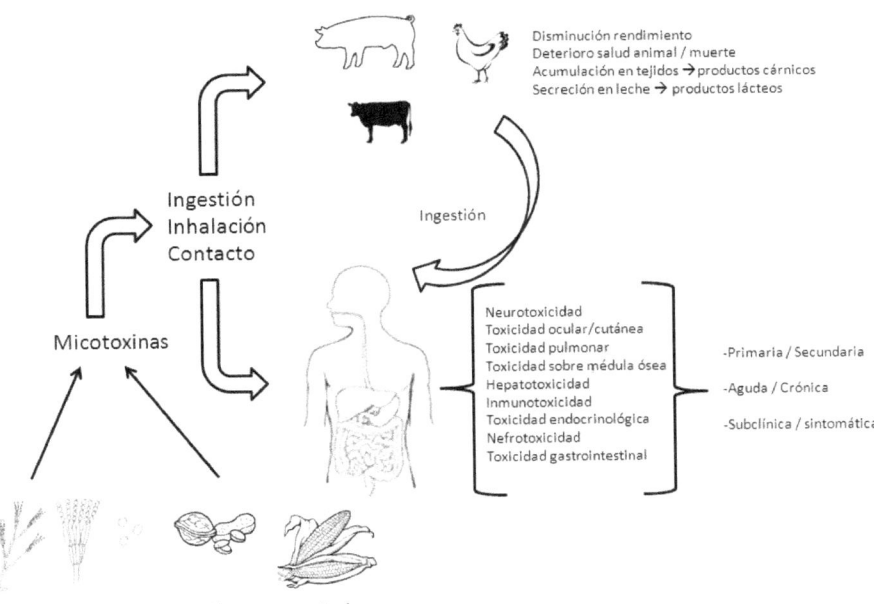

La entrada de micotoxinas por la vía digestiva está muy determinada por el tipo de microbiota de la persona. Las bacterias del intestino pueden realizar procesos de transformación de las micotoxinas haciendo éstas menos dañinas o incluso llegando a impedir parcialmente su absorción. Como cualquier toxina, una vez digerida y absorbida la micotoxina, ésta se metaboliza y se transporta a los órganos donde puede producir los daños a nivel celular [11].

Evaluar los efectos sobre la salud de la micotoxinas es complejo. Es muy difícil cuantificar la exposición poblacional y desde luego la individual a las diversas micotoxinas. Aunque se han establecido límites de exposición supuestamente segura a cada una de ellas, éstos se basan en su acción individual. Este tipo de evaluación omite la concurrencia y el efecto sinérgico que tienen cuando actúan de forma simultánea.

Adicionalmente la exposición a las micotoxinas y su efecto tóxico se puede potenciar por otros tóxicos a los que estamos expuestos, como los disruptores endocrinos. Un ejemplo concreto sería, por ejemplo, la pubertad precoz, relacionada con la zearalenona presente en el maíz y otros cereales infectados por hongos *Fusarium* y que actúa de forma conjunta con disruptores endocrinos como el bisfenol A y otros derivados plásticos.

Por otro lado, el tipo de alimentación y el estilo de vida en general que tenemos hoy en día es marcadamente proinflamatorio [12], observándose frecuentemente permeabilidad intestinal y alteraciones de la microbiota intestinal que modulan en un sentido pernicioso la capacidad de metabolización, biotransformación y absorción de las micotoxinas y otros tóxicos. También el déficit frecuente de micronutrientes [13] y exposición a múltiples tóxicos puede condicionar la capacidad desintoxicativa hepática de las micotoxinas, sobre todo en la fase II de conjugación, lo que potencia el acúmulo de metabolitos intermediarios tóxicos.

Por todo lo expuesto, el efecto perjudicial de las micotoxinas no necesariamente es dosis-dependiente y dosis menores de las establecidas pueden tener efectos perjudiciales sobre la salud. Además, aunque se realizan determinaciones de micotoxinas de los alimentos, el riesgo de presencia de micotoxinas ocultas es difícil de evaluar. Las micotoxinas ocultas son aquellas que no son detectadas por los métodos de detección habituales. Las micotoxinas no están dispersas en los productos alimenticios pero usualmente se presentan en focos llamados "hot spots" en el alimento lo que acarrea grandes dificultades para el muestreo y la detección. Además las micotoxinas pueden estar enmascaradas de la detección analítica por moléculas pequeñas (glucósidos, glucurónidos, ésteres de ácidos grasos y proteínas) adheridas a la toxina dando así un resultado falso negativo. Un ejemplo es la formación de glucósidos de deoxinivalenol (DON) o zearalenona (ZEN) cuando se unen a moléculas de glucosa [14,15].

En la tabla 1 se detallan a modo de resumen algunas de la micotoxinas de mayor importancia, con las especie de hongos que las producen, en qué alimentos se presentan y cuáles son sus propiedades tóxicas.

Tabla 1. Micotoxinas alimentarias más relevantes, sus hongos productores, alimentos en los que se encuentran y efectos sobre la salud. Adaptado de Fromme et al. [16].

Micotoxina	Hongo productor	Alimentos	Efectos
Aflatoxinas	Aspergillus flavus A. parasiticus	Maíz, cacahuetes, frutos secos, semillas, fruta deshidratada, lácteos	Hepatotoxicidad Carcinogénesis Inmunosupresión
Deoxinivalenol	Fusarium graminearum F. culmorum	Maíz, otros cereales	Gastrointestinales Citotoxicidad Inmunosupresión Neurotoxicidad
Fumonisinas	F. moniliforme F. verticillioides F. proliferatum A. niger	Maíz y derivados	Carcinogénesis (esófago) Daño de membranas
Ocratoxina A	A. ochraceus A. niger Penicillium chrysogenum	Cereales, pasas, vino, café, especias, regaliz	Teratogénico Carcinogénico Nefrotóxico Inmunotóxico
Patulina	Aspergillus spp. Penicillium spp. Byssochlamys spp.	Frutas y zumos, sobre todo manzana	Genotóxico Neurotóxico
Zearalenona	Fusarium	Maíz y otros cereales	Estrogénico Toxicidad reproductiva Pubertad precoz
Alcaloides ergotamínicos	Claviceps purpura C. fusiformis	Centeno, otros cereales	Ergotismo gangrenoso o convulsivo

3.2. Ejemplos en detalle: aflatoxina B1 y deoxinivalenol

En forma de ejemplos comentaremos los problemas de salud provocados por algunas de las micotoxinas mencionadas de mayor prevalencia:

Aflatoxina B1: es la aflatoxina de mayor potencia y actividad. Es producida fundamentalmente por *Aspergillus flavus*. Este hongo puede crecer entre los 6°C y los 46°C como máximo, aunque la temperatura de crecimiento ideal son los 36-38°C. La producción de aflatoxinas sucede entre los 12-42°C aunque la temperatura óptima es 27-30°C. Su aparición depende pues de factores ambientales y biológicos, además de las condiciones en las que se realiza la cosecha y el almacenamiento [2].

Los efectos de la aflatoxina a nivel del organismo pueden ser múltiples. Por un lado, puede alterar la integridad del tubo digestivo y modular de forma desfavorable la expresión de múltiples citoquinas. Esto puede provocar retraso del crecimiento en los niños e inmunosupresión, siendo ambos fenómenos sinérgicos. La biotransformación hepática en aflatoxina-8,9-epóxido es la que propicia sus efectos a nivel hepático. Si este metabolito se une a proteínas hepáticas provoca una hepatitis aguda que puede llegar a ser mortal. Si el metabolito se une al DNA a nivel hepático, acaba produciendo mutaciones con capacidad carcinogénica sobre todo si hay presencia simultánea de infección por el virus de la hepatitis B [17]. Se estima que hay entre 150-200 mil casos de fallecimientos por hepatocarcinoma provocado por exposición crónica a la aflatoxina, sobre todo en África y Asia. Se estima que en el mundo el 25% de los casos de hepatocarcinoma son debidos a la aflatoxina.

La aflatoxina es tan tóxica que los límites permitidos para el contenido de aflatoxinas en alimentos se han fijado muy cerca del límite de detección de la metodología analítica, con base en el principio de que no existe ningún nivel inocuo conocido para el ser humano. Las aflatoxinas son unas de las sustancias naturales con mayor capacidad carcinogénica conocida, y por ello se sitúan en el grupo 1 de la clasificación de la International Agency for Research of Cancer (IARC).

Deoxinivalenol o DON: es una micotoxina producida por hongos *Fusarium* que infectan el maíz y otros cultivos de cereales. El DON puede ser biotransformado por una flora intestinal adecuada en un metabolito que se elimina por las heces y la orina sin provocar daño. Sin embargo, una parte del DON puede ser absorbido y afectar directamente al propio intestino, o entrar en la circulación enterohepática e incluso atravesar la barrera hematoencefálica. Sus efectos deletéreos sobre la salud a nivel de sistema inmune, neuroendocrino e intestinal dependen de las concentraciones que alcance. La mayor parte de sus efectos suceden por la vía de las proteín-quinasas activadas por mitógenos (MAPK) con su efecto final sobre el factor nuclear kappa B o la proteína p53. Además puede dañar directamente a la microbiota intestinal y alterar los mecanismos de producción y recaptación de serotonina, con efectos directos sobre la conducta alimentaria y otros circuitos neuronales [18].

Control de las micotoxinas alimentarias

Vigilancia y control

En la tabla 1 se indican de forma muy resumida los alimentos principalmente afectados por la contaminación con micotoxinas. Los límites de micotoxinas permitidas en los alimentos no son los mismos en la Unión Europea que en otros países como Estados Unidos o Canadá. Por otro lado, no en todos los países se han establecido límites para todas las micotoxinas que se conocen. Además los límites permitidos en los alimentos destinados a consumo animal son más elevados que los establecidos para los alimentos de consumo humano. Esto determina la mayor probabilidad de problemas de salud animal además de la acumulación de las micotoxinas en la carne y los lácteos que finalmente acaban siendo consumidos por los humanos.

Se han realizado estudios múltiples de detección de micotoxinas en muestras de alimentos, en leche materna, en sangre y orina. También hay estudios de presencia de micotoxinas en el aire y el polvo de lugares de trabajo y en ambientes residenciales. En la amplísima revisión de Fromme se esquematizan y resumen muchos de estos trabajos [16]. De su análisis se desprende que los habitantes en vías de desarrollo tienen un riesgo elevado de exposición a micotoxinas. La OMS estima que 500 millones de personas están expuestas a alimentos con micotoxinas por encima de los límites permitidos, en su mayoría en África y Asia. También en los países desarrollados hay una exposición frecuente latente de bajo grado. El embudo alimentario con un consumo de cereales continuo y diario contribuye a aumentar el grado de exposición. La FAO estima que el 25% de las cosechas mundiales están afectadas por micotoxinas [19]. Esto reduce la densidad nutritiva de los alimentos, aumenta sus costes de producción y tiene un efecto directo en la morbimortalidad animal y humana. Además muchas de los alimentos tienen presencia de varias micotoxinas de forma simultánea en un porcentaje variable de casos (25-75% de simultaneidad de dos o más micotoxinas según el área geográfica).

Para intentar evitar la llegada de las micotoxinas al consumidor se realizan tareas de vigilancia y control de las micotoxinas en todos los niveles de producción. Se pueden consultar las alertas de seguridad alimentaria en el portal RASFF (The Rapid Alert System for Food and

Feed) de la Comisión Europea, accesible en https://ec.europa.eu/food/safety/rasff/portal_en. En los primeros 10 meses del año 2017 en el portal aparecen 426 notificaciones de alerta de presencia de micotoxinas en alimentos de consumo humano o animal. De ellas, 404 son de alimentos de consumo humano con una clasificación de evento "grave". 56 de estas notificaciones son de productos que han sido importados a España o desde España a otros países. En parte el gran número de notificaciones puede ser debido a que, como se ha comentado, no en todos los países el grado de control es tan estricto como en la Unión Europea ni se examinan todas las micotoxinas. En la página http://www.commodityregs.com se puede comprobar qué niveles de micotoxinas y en qué alimentos se permiten en diferentes países.

Medidas de eliminación y evitación

Las micotoxinas son un mal ubicuo y universal. Se debe actuar a múltiples niveles para minimizar el riesgo que suponen para la salud humana y animal. Una gran parte de la normativa aplicable en la industria alimentaria desde el origen y el transporte y almacenamiento de los alimentos se recoge en el Codex Alimentarius. Es un conjunto de normas internacionalmente armonizadas establecidas por primera vez en 1963 por la Organización Mundial de la Salud (OMS) y la Organización de las Naciones Unidas para la Alimentación y la Agricultura (FAO). Por ejemplo, la Norma CAC/RCP 51-2003 con enmiendas del 2014 establece el Código de Prácticas para prevenir y reducir la contaminación de los cereales por micotoxinas. Adicionalmente la EFSA (European Food Safety Authority) regula y vela por el cumplimiento de las regulaciones en materia de Salud Alimentaria. A nivel estatal la AECOSAN (Agencia Española de Consumo, Seguridad Alimentaria y Nutrición) realiza la gestión de riesgos en este aspecto.

El control en origen de las micotoxinas siguiendo las normativas se hace más acuciante que nunca en nuestro tiempo por una nueva amenaza: en los últimos años se ha incluido en el debate sobre las micotoxinas el factor que supone el cambio climático. Los cambios de los patrones de temperatura, sequía y precipitaciones modifican las condiciones ambientales a las que están expuestos los cultivos. Se estima que un aumento de la temperatura media global va a tener un efecto de desplazamiento hacia el norte del cinturón de infección por *Aspergillus* y aflatoxicosis en los cultivos de maíz. No se ha estimado el riesgo para todos los cultivos ni hongos pero el consenso general es que el efecto global del cambio climático va a ser perjudicial en lo que a seguridad alimentaria en general y a las micotoxinas en particular se refiere [20-23].

Además de prevenir la contaminación de los alimentos existen medidas de descontaminación aunque son solo parcialmente eficaces. Los métodos de inactivación pueden ser físicos o químicos. Los métodos de eliminación además pueden incluir métodos de control biológico.

A nivel individual en el ámbito doméstico hay algunas medidas básicas que se pueden llevar a cabo para evitar la exposición a las micotoxinas [24,25]:

Una medida sencilla aunque no por obvia menos importante es no comer alimentos en mal estado, ni siquiera tras retirar la parte con afectación evidente por el hongo por la infiltración no visible por la micotoxina del alimento. Las técnicas de procesamiento culinario no sirven para eliminar ni inactivar las micotoxinas por lo que éste no es un motivo para calentar en exceso los alimentos.

Se ha propuesto que sería conveniente evitar el embudo alimentario y no basar la alimentación solamente en los cereales.

Para ser menos susceptible al efecto de las micotoxinas es recomendable mantener un estilo de vida saludable. Se debería intentar evitar la exposición a otros tóxicos como el tabaco o el alcohol, y por supuesto comer abundante verdura, fruta y pescado, con preferencia de productos locales y de temporada. Comer alimentos fermentados ayuda a cuidar de la flora intestinal para que colabore en la metabolización de las micotoxinas que puedan entrar a través de la alimentación. Adicionalmente pudiera ser de ayuda el consumo de ciertos suplementos como el glutation así como nutrientes con alta carga de antioxidantes.

Las micotoxinas ambientales son otro factor de riesgo para la salud y es fundamental atajar las humedades que aparezcan en las casas.

En caso de sospecha de intoxicación aguda hay cierta evidencia en favor del uso de carbón activado, que evidentemente tiene que ser llevado a cabo en un entorno sanitario y en contexto de brote de casos micotoxicosis aguda [24].

Conclusión

El ser humano ha modificado su entorno hasta límites previamente inimaginables. La agricultura y la ganadería intensivas, el consumo de recursos naturales con ocupación de la biomasa por humanos y animales domésticos, el cambio climático y el estilo de vida actual del mundo industrializado, con unas tasas de crecimiento económico no basado en parámetros de sostenibilidad ni igualdad entre países y continentes, son algunas de las causas que están en el origen del problema de las micotoxinas (figura 2). Cambiar el modelo de desarrollo y las relaciones de los humanos entre nosotros, con el planeta y el resto de los seres vivos es prioritario para atajar no sólo las micotoxicosis sino otros muchos de los males que nos aquejan en el siglo XXI.

Figura 2. Complejidad de las relaciones entre el ser humano, el entorno y las micotoxinas

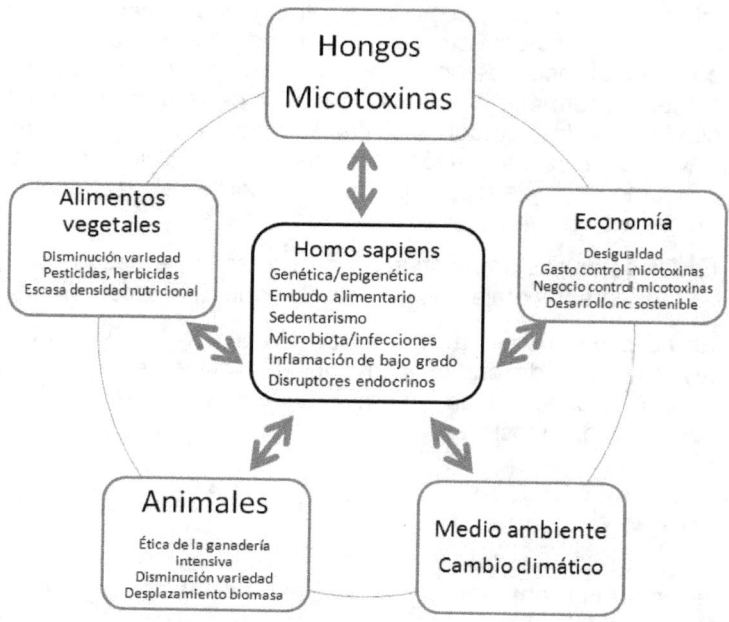

Referencias

1. Pitt J. What are mycotoxins? Aust Mycotoxin Newsl 1996;7:1.
2. Gómez Ayala A. Alimentos y micotoxinas - implicaciones en la seguridad alimentaria. Farm Prof 2007;21:49–53.
3. Soriano del Castillo JM, Et Al. Micotoxinas en alimentos [Internet]. 2007. 393 p. Disponible de: http://www.diazdesantosmexico.com.mx/wwwdat/pdf/9788479788087.pdf
4. Neelesh T. Useful and Harmful Activities of Fungi. Available from: http://www.biologydiscussion.com/fungi/useful-and-harmful-activities-of-fungi/46534.
5. Underhill DM, Iliev D. The mycobiota: interactions between commensal fungi and the host immune system. Nat Rev Immunol 2014;14:405–16.
6. Limon JJ, Skalski JH, Underhill DM. Commensal Fungi in Health and Disease. Cell Host Microbe 2017;22:156–65
7. Pitt JI, David Miller J. A Concise History of Mycotoxin Research. J Agric Food Chem 2017;65:7021–33.
8. Peraica M, Rašić D. The Impact Of Mycotoxicoses On Human History / Utjecaj Mikotoksikoza Na Povijest. Arch Ind Hyg Toxicol 2012;63:513–8.
9. Murray P, Rosenthal K, Pfaller M. Mycotoxins and Mycotoxicoses. In: Medical Microbiology 2016. p. 678–683.e1.
10. Bossou YM, Serssar Y, Allou A, Vitry S, Momas I, Seta N, et al. Impact of Mycotoxins Secreted by Aspergillus Molds on the Inflammatory Response of Human Corneal Epithelial Cells. Toxins (Basel) 2017;9
11. Du K, Wang C, Liu P, Li Y, Ma X. Effects of Dietary Mycotoxins on Gut Microbiome. Protein Pept Lett 2017; Disponible de: http://www.ncbi.nlm.nih.gov/pubmed/28240164
12. Bosma-den Boer MM, van Wetten M-L, Pruimboom L. Chronic inflammatory diseases are stimulated by current lifestyle: how diet, stress levels and medication prevent our body from recovering. Nutr Metab (Lond) 2012;9:32.
13. Bailey RL, West Jr. KP, Black RE. The Epidemiology of Global Micronutrient Deficiencies. Ann Nutr Metab 2015;66:22–33.
14. Berthiller F, Crews C, Dall'Asta C, Saeger S De, Haesaert G, Karlovsky P, et al. Masked mycotoxins: A review. Mol Nutr Food Res 2013;57:165-86.
15. Gratz SW, Dinesh R, Yoshinari T, Holtrop G, Richardson AJ, Duncan G, et al. Masked trichothecene and zearalenone mycotoxins withstand digestion and absorption in the upper GI tract but are efficiently hydrolyzed by human gut microbiota in vitro. Mol Nutr Food Res 2017;61(4).

16. Fromme H, Gareis M, Völkel W, Gottschalk C. Overall internal exposure to mycotoxins and their occurrence in occupational and resident al settings – An overview. Int J Hyg Environ Health 2016;219:143–65.

17. Bbosa GS, Kitya D, Lubega A, Ogwal-Okeng J, Anokbonggo WW, Kyegombe DB. Review of the Biological and Health Effects of Aflatoxins on Body Organs and Body Systems. In: Aflatoxins - Recent Advances and Future Prospects 2013. p. 240–65.

18. Maresca M. From the gut to the brain: Journey and pathophysiological effects of the food-associated trichothecene mycotoxin deoxynivalenol. Toxins (Basel) 2013;5:784–820.

19. Park D, Njapau H, Boutrif E. Minimizing risks posed by mycotoxins utilizing the HACCP. FAO Corporate Document Repository. Disponible de: http://www.fao.org/docrep/x2100t/x2100t08.htm

20. Battilani P, Stroka J, Magan N. Foreword: mycotoxins in a changing world. World Mycotoxin J 2016;9:647–51.

21. Van der Fels-Klerx HJ, Liu C, Battilani P. Modelling climate change impacts on mycotoxin contamination. World Mycotoxin J 2016;9:717–26.

22. Chakraborty S, Newton AC. Climate change, plant diseases and food security : an overview. 2011;2–14.

23. Tirado MC, Clarke R, Jaykus LA, McQuatters-Gollop A, Frank JM. Climate change and food safety: A review. Food Res Int 2010;43:1745–65.

24. Hope J. A review of the mechanism of injury and treatment approaches for illness resulting from exposure to water-damaged buildings, mold, and mycotoxins. Sci World J 2013;2013:6–10.

25. De Santis B, Brera C, Mezzelani A, Soricelli S, Ciceri F, Moretti G, et al. Nutritional Neuroscience An International Journal on Nutrition, Diet and Nervous System Role of mycotoxins in the pathobiology of autism: A first evidence Role of mycotoxins in the pathobiology of autism: A first evidence. Nutr Neurosci. 2017; Disponible de: http://www.tandfonline.com/action/journalInformation?journalCode=ynns20

Hormesis: lo que no mata, fortalece

María Cristina Sánchez Melchor

Resumen

La hormesis, un patrón de respuesta bifásico ante diferentes elementos físicos y químicos, aparece como un mecanismo adaptativo altamente conservado en la evolución y que permitiría a los organismos activar las respuestas frente al daño biológico, permitiendo una reducción significativa del mismo. La presencia de respuesta hormética tiene especial interés en el estudio de la respuesta anticancerígeno y frente al envejecimiento, la neurodegeneración, así como frente el daño oxidativo que se encuentra en el origen de estos padecimientos.

Como apunte de la conservación evolutiva de la respuesta hormética, ésta parece estar presente en la respuesta al estrés cruzada entre especies, conocida como xenohormesis, en la que la respuesta al estrés ambiental de las plantas y otros organismos autótrofos permitiría activar la respuesta temprana frente a estresores ambientales antes de que su efecto sea irreparable.

Abreviaturas

LNT   (Linear No –Threshold model) modelo lineal sin umbral

HSP   (Heat Shock Proteins) :proteínas de choque térmico

ROS   (Radical Oxigen Species): especies reactivas de oxígeno

EGCG (Epigallocatechin gallate): epigalocatequina galato

Introducción

Desde la aparición de las primeras formas de vida en la Tierra, los seres vivos han desarrollado mecanismos que les permitieran hacer frente a las condiciones de un ambiente hostil, así como a optimizar los sistemas de captación y absorción de nutrientes y de metabolización de los desechos en ambientes de gran toxicidad química y ambiental. Pese a que las condiciones ambientales han variado mucho en los últimos 4000 millones de años, los seres vivos actuales deben hacer frente a potenciales elementos tóxicos y dañinos como la radiación, los compuestos químicos y el estrés oxidativo, por lo que los mecanismos de defensa que permitieron sobrevivir a las primeras formas de vida, siguen siendo necesarios.

En este contexto de mecanismos de defensa frente a los daños ambientales, la hormesis ocupa un lugar destacado.

Figura 1: Curvas horméticas en forma de U invertida y de J

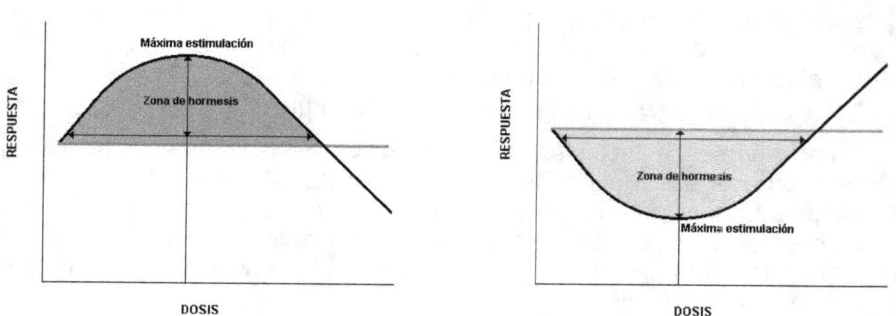

La hormesis fue definida por primera vez en 1943 por Southam y Erlich, como un patrón de respuesta bifásica frente a ciertos agentes físicos, químicos y biológicos que afectan a los seres vivos. No obstante, se habían observado patrones de respuesta hormética mucho antes, incluyendo los estudios de Paracelso en 1564 sobre la importancia de la dosis en el estudio de los agentes tóxicos ("*dosis sola facit venenum*"). Sin embargo, debido a las características de la respuesta hormética, que veremos más adelante, en muchos estudios, incluso los realizados en la actualidad, se ha pasado por alto o se ha desechado como un artefacto de la experimentación, por lo que pese a ser un fenómeno ampliamente generalizable, ha permanecido en la sombra durante mucho tiempo y su estudio es relativamente reciente.

Características de la respuesta hormética

La hormesis se caracteriza por presentar un patrón general de activación a dosis bajas e inhibición a dosis altas, dando como resultado curvas de dosis respuesta con forma de U invertida o J. En otras palabras, la hormesis puede definirse como una respuesta beneficiosa o adaptativa obtenida por la exposición a bajas dosis de un agente químico, físico o ambiental que es tóxico o dañino a dosis altas.

En términos generales, la presencia de una curva en forma de U invertida se asocia con una función biológica normal (crecimiento) mientras que la respuesta en forma de J se asocia con una respuesta disfuncional (carcinogénesis, daño tóxico o disfunción biológica). Así mismo, los agentes químicos, físicos o ambientales que desencadenan una respuesta de hormesis se conocen como hormetinas.

La respuesta hormética se ha observado en múltiples modelos biológicos y a todos los niveles organizativos (molecular, celular, órgano, sistema, individuo). En todos los casos, independientemente del agente inductor (hormetina) y el mecanismo estimulado, la curva de respuesta hormética es muy similar, presentando equivalencia desde los extremos al punto de efecto 0, con un punto final medible y con efecto observado (la protección o mejora, el efecto beneficioso observado en el individuo) de entre el 30% al 60% en la mayoría de los casos. No obstante, la dosis de la hormetina a la que se desencadena el efecto hormético, puede variar dependiendo del individuo y de sus características.

La respuesta hormética puede ser inducida mediante una estimulación directa de la hormetina, que produce una respuesta adaptativa beneficiosa al poner en marcha los mecanismos de reparación del daño (como por ejemplo frente a una sustancia tóxica ingerida en una dosis baja), o de forma indirecta, mediante una sobrecompensación debida a una disrupción de la homeostasis del individuo que pone en marcha mecanismos secundarios de respuesta (como en el caso de la respuesta beneficiosa frente al envejecimiento que genera el ejercicio, al poner en marcha los sistemas antioxidantes).

Todas estas características, especialmente el hecho de que la hormesis se produzca en rangos muy cercanos al punto de efecto 0 y de que el efecto observado sea relativamente leve, explican el lapso de tiempo transcurrido en el estudio de la hormesis desde su definición en los años 40, dado que el diseño experimental en los estudios toxicológicos, por lo general, no está orientado a los efectos en estos rangos y se requieren diseños específicos para detectar y medir la respuesta hormética.

Hormesis y radiación

En los años 50 con el auge de la energía nuclear y la aparición de la bomba atómica, comenzaron los primeros estudios del efecto de la radiación sobre la salud. En 1950 Hernann Muller llevó a cabo un experimento con *Drosophila melanogaster* para medir los daños producidos por la radiación [1]. La conclusión que obtuvo es que la radiación causa daños genéticos y que no había un umbral de seguridad para estos daños. En la misma época, comenzó a desarrollarse la teoría radiológica de los daños por radiación, cuya conclusión fue que los daños observados eran producidos por el "bombardeo" de la radiación sobre las células, que producían múltiples impactos en las estructuras celulares, y que por este motivo no era posible admitir un umbral de seguridad sin daños.

El resultado de estos estudios es la aplicación hasta nuestros días de un modelo de dosis respuesta lineal sin umbral (LNT) para el cálculo de los daños producidos por la exposición a la radiación. Este modelo asume que cualquier dosis de radiación es perjudicial y causa daños biológicos, a nivel genético y de las estructuras celulares, cuyo efecto es acumulativo. Esta idea ha calado profundamente en la población y las instituciones, con la consecuencia de que la normativa del sector, la regulación de los procedimientos médicos que implican exposición a radiación y los métodos de evaluación de la exposición laboral a la radiación son enormemente restrictivos en cuanto a las dosis de radiación que una persona recibe tanto por motivos médicos como en su puesto de trabajo.

Sin embargo, las evidencias experimentales en los últimos años indican que este modelo no se ajusta bien a los resultados empíricos en el área de dosis bajas de radiación, por lo que muchos autores piden que se revisen los protocolos actuales.

Ya en los años 80, se determinó que la radiación ambiental era necesaria para el crecimiento de las poblaciones de amebas, protozoos y bacterias. Y que en condiciones de ausencia de radiación ambiental, el crecimiento y proliferación de las colonias se reducía significativamente (alrededor de un 40%) [2]. Así mismo, se ha comprobado que en los fondos abisales, donde la luz del sol no llega, la radiación de fondo es una fuente fundamental de energía para todos los seres vivos que habitan allí [3].

En estudios más recientes, se ha podido comprobar que en aquellas zonas pobladas con una radiación ambiental mayor de la media la incidencia de cáncer es menor de la esperada en la población general [4,5].

Así mismo, algunos estudios apuntan a que la incidencia de cáncer en trabajadores de los servicios de radiología y medicina nuclear es menor respecto a la media de la población general [6,7]. En 1991 la NSWS (US Nuclear Shipyard Worker Study) de la Universidad de Baltimore analizaba la mortalidad por cáncer comparada entre trabajadores de centrales nucleares y trabajadores que no realizaban este trabajo y obtuvieron que la mortalidad por cáncer era de 1,12 para el grupo control y 0,95 para el de trabajadores nucleares [8]. Así mismo, en 2001, un equipo británico publicó los resultados del seguimiento a un grupo de radiólogos que ejercieron a partir de 1954, obteniendo una disminución significativa de la mortalidad de los radiólogos frente a la de otros médicos (RR:064) [9].

Del mismo modo, se han realizado numerosos estudios en los supervivientes de la explosión nuclear causada por la bomba de Hiroshima. Cuttler [10] comparó la incidencia de leucemia entre los supervivientes de la explosión en función de las diferentes dosis de radiación que recibieron, de acuerdo a la proximidad a la zona 0. En el caso de aquellas personas que recibieron dosis de radiación de 0,002SV, comprobó que la incidencia de leucemia era menor de la esperada de acuerdo a la incidencia en la población general. En este caso, la predicción realizada por el modelo LNT (modelo lineal sin umbral) no puede explicar los datos observados, que sin embargo se ajustan perfectamente a un modelo de predicción hormético (fig. 2)

Figura 2: Casos de leucemia frente a dosis recibida por los supervivientes de Hiroshima [10]

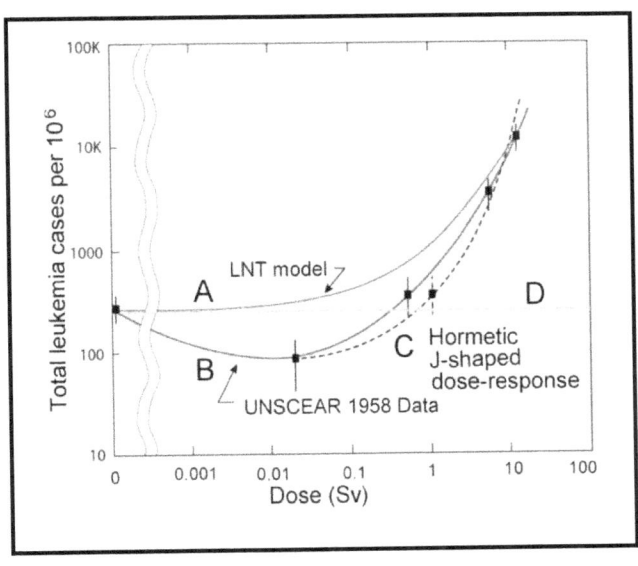

Este valor de predicción del modelo hormético de los datos observados frente al LNT se ha podido comprobar en la misma población de supervivientes a la explosión nuclear frente a la incidencia de cáncer de pulmón, leucemia y cáncer por tumores sólidos, que en la población expuesta a bajas dosis de radiación es inferior a la esperada en la población general [11,12].

El efecto hormético de la radiación residual, se ha podido comprobar así mismo en la fauna que habita en la zona de exclusión de Chernóbil. En estudios sucesivos se han capturado pequeños mamíferos (ratas y ratones) y diferentes especies de pájaros y se ha estudiado sus niveles bioquímicos y su estado genético. En todos los casos, los animales no presentaban mutaciones genéticas o malformaciones, y lo que se observó es que presentaban niveles de glutation y otros neutralizadores de radicales libres más elevados en los tejidos de lo esperado. La conclusión de los autores es que la exposición a la radiación ha desencadenado la activación de las defensas frente al daño oxidativo, de forma que las células han podido evitar el daño en el ADN debido a la radiación [13].

Otros autores han contrastado el efecto de la radiación recibida por los pacientes oncológicos sometidos a terapia radiológica. Lehrer et al, en un estudio reciente [14], compararon la incidencia de cáncer de ovario en mujeres que recibieron un tratamiento anterior de radioterapia frente a cáncer de mama (194.000) y a cáncer de recto (13.000) frente a mujeres con cáncer de mama y recto que habían sido tratadas por quimioterapia. El resultado que obtuvieron es que las mujeres que recibieron radioterapia como tratamiento frente al cáncer de mama tuvieron una incidencia de cáncer de ovario hasta un 24% menor que las que sólo recibieron quimioterapia, y en el caso de las que recibieron irradiación en la zona abdominal por tratamiento radiológico del cáncer de recto, la incidencia de cáncer de ovario fue de hasta un 44% inferior.

En otro estudio publicado en 1989 [15], se relacionó la incidencia de cáncer de mama en mujeres que habían sido sometidas a estudios por fluoroscopia para el seguimiento de la tuberculosis entre 1930 y 1952, obteniéndose que la incidencia de cáncer de mama era un 34% inferior frente a la población no expuesta para las que habían recibido dosis de entre 10-19cGy, y un 15% inferior para las pacientes con dosis de entre 20-29cGy. Sin embargo no se obtuvieron diferencias significativas en las pacientes que recibieron entre 30-69cGy.

En este sentido, algunos equipos de trabajo han valorado el efecto que podría tener el uso de las bajas dosis de radiación en el tratamiento frente al cáncer. En un estudio publicado en marzo de 2017, Kojima et al. [16] reportaron tres casos clínicos de pacientes tratados en una sala de terapia hormética de su construcción. La sala, proporcionaba radiación a los pacientes directamente a través de las paredes y de forma indirecta a través de la inhalación de radón. La dosis de radiación suministrada a los pacientes fue de 11µGy/h y de 9800 Bq/m^3 en el caso del radón aspirado.

Los autores refieren el tratamiento de dos pacientes oncológicos mediante esta cámara de hormesis. El primero de ellos, un paciente diagnosticado con cáncer de próstata que tras la extirpación quirúrgica de la próstata había experimentado un aumento de los niveles de PSA por encima de 5 ng/ml. El paciente se sometió a una dosis de 150 mGy una vez a la semana durante 30 sesiones y el valor de PSA cayó a 0,085 ng/ml a partir de la sexta sesión. El segundo paciente, había sido diagnosticado de un cáncer de próstata inoperable en fase terminal con metástasis ósea. El paciente fue sometido a tres sesiones de 150 mSv a la semana (10 sesiones) y expuesto durante 6 horas diarias a la inhalación de radón durante 10 meses. Al finalizar el tratamiento, los valores de PSA cayeron a 0,008 ng/ml y se mostró la regresión completa de la metástasis ósea.

Debido a estos descubrimientos, numerosos expertos comienzan a cuestionar las decisiones tomadas por los gobiernos respecto a la evacuación de la población en las áreas próximas a puntos de catástrofe nuclear, como es el caso de la central de Fukushima, así como los modelos de predicción basados en el LNT, que se han utilizado en estos casos y que siguen vigentes también en el área de prevención de riesgos laborales y gestión del riesgo por exposición laboral para los trabajadores expuestos a radiación (centrales nucleares, servicios radiológicos, medicina nuclear..). Los autores apuntan la posibilidad de que si los modelos de predicción tuvieran en cuenta el umbral hormético de exposición a bajas dosis, se podrían haber evitado numerosas pérdidas humanas y económicas en la gestión del accidente de Fukushima, dado que no se habría realizado la evacuación de las zonas en que la radiación alcanzó cotas tan bajas que no superaba los umbrales de radiación ambiental, con los subsiguientes riesgos para la población [17-19].

Envejecimiento y neurodegeneración

En 1956, Danham Hartman publicó la teoría del envejecimiento por acumulación de daño celular. Esta teoría propone que la causa del envejecimiento son los daños en las estructuras celulares provocados por las especies reactivas de oxígeno (radicales libres) que el metabolismo normal, como la respiración mitocondrial, produce a lo largo de la vida de la célula. Estos daños conducen a la pérdida de función en la célula, produciendo el envejecimiento y muerte de la misma.

Hoy sabemos que las especies reactivas de oxígeno, a las que se refería Hartman, forman una parte esencial del sistema de señalización celular, y que el equilibrio redox entre las especies reactivas de oxígeno y nitrógeno y los sistemas antioxidantes enzimáticos y no enzimáticos, es un sistema dinámico que cambia de acuerdo a las necesidades metabólicas de las células. No obstante, la pérdida de este equilibrio provoca en las células la aparición de estrés oxidante, que en el caso de que no pueda ser reparado, conduce a la aparición de daños en las biomoléculas.

Así mismo, se ha comprobado que el suministro de suplementos antioxidantes y la detoxificación de las especies reactivas de oxígeno por enzimas antioxidantes como las superóxido dismutasa, no aumentan la esperanza de vida ni ralentiza el envejecimiento en personas sanas, e incluso tendría el efecto contrario, lo que podría interpretarse como consecuencia de la inhibición de la respuesta hormética [20].

Una de las hormetinas que ha demostrado una mayor actividad frente al envejecimiento y la neurodegeneración es la restricción calórica. La reducción en el consumo calórico de entre un 20% a un 40%, sin llegar a la desnutrición, ha conseguido aumentar la vida media en numerosos modelos animales (ratas, ratones, drosophila, peces, gusanos, levaduras...) aunque no en primates. Sin embargo, en el caso de los primates, sí se han comprobado mejoras en la salud: cáncer, derrames cerebrales, enfermedad coronaria, enfermedades autoinmunes, alergias e incluso en enfermedad de Alzheimer y Parkinson. En un primer momento, se llegó a la conclusión, en línea con la teoría de Hartman, de que la restricción calórica ralentizaba el metabolismo de los seres vivos, y con ello la formación de especies reactivas de oxígeno y los daños producidos a la célula. No obstante, se ha comprobado que el efecto parece ser el contrario, dado que frente a la restricción calórica se produce un aumento en el consumo de O_2 y el gasto energético total, compensando el déficit de energía con un aumento del metabolismo y promoviendo la biogénesis mitocondrial y el establecimiento de un estado citoprotector. A este modelo se le conoce como mitohormesis [20].

La enfermedad de Alzheimer es un trastorno neurodegenerativo que afecta aproximadamente a 15 millones de personas en todo el mundo, y cuya prevalencia aumenta con la edad, especialmente a partir de los 65 años. Uno de los factores fisiopatológicos más relevantes de esta enfermedad es la formación en las estructuras neuronales de las llamadas placas seniles, constituidas por la proteína β amiloide (o amiloide αβ), derivada de la proteína precursora amiloidea (APP), y la aparición de los ovillos neurofibrilares formados por la fosforilación múltiple de la proteína Tau, asociada a los microtúbulos intracelulares. Estas desviaciones provocan la pérdida de la función sináptica y la muerte de las neuronas del lóbulo temporal y otras regiones de la corteza cerebral, lo que desencadena el deterioro progresivo de las funciones cognitivas y la pérdida de memoria característica del cuadro clínico de esta enfermedad. Si bien el conocimiento de la patofisiología de la enfermedad es cada vez mayor, el origen último de la misma, parece ser multifactorial. Sin embargo algunos de los recientes estudios realizados al respecto apuntan a que la causa de la enfermedad estaría vinculada a un aumento del estrés oxidativo en el tejido cerebral que desembocaría en la pérdida de actividad del proteasoma y del proceso de autofagia, permitiendo la acumulación de proteínas mal plegadas y no funcionales (proteína β amiloide). El fallo de este proceso implicaría así mismo un aumento de los radicales libres de oxígeno, incluso por los propios péptidos amiloides, en una realimentación del proceso por daño oxidativo [20,21].

En este contexto de investigación sobre el daño celular que provoca la neurodegeneración y el envejecimiento, cobra especial importancia el estudio de los llamados vitagenes. Estos genes están implicados en la respuesta celular al estrés oxidativo y la citoprotección. Los vitagenes codifican proteínas de choque térmico (HSP), entre las que se incluyen las chaperonas y están implicadas en la producción de moléculas antioxidantes y la actividad del proteasoma y el plegamiento de proteínas. Se ha podido comprobar que algunas hormetinas, como la restricción calórica, el ejercicio, algunos fármacos y sustancias como los polifenoles (curcumina, resveratrol, epigalocatequina galato (EGCG),... participan en la activación de la transcripción de los vitagenes, y en algunas otras vías de activación de la respuesta antioxidante y regulación de la autofagia y la actividad del proteasoma, sin causar efectos secundarios tóxicos. Esta regulación resultaría de gran importancia en el tratamiento de las enfermedades neurodegenerativas, o al menos en su prevención mediante la activación de la respuesta hormética previa al desarrollo de la enfermedad o en la ralentización de la progresión de los síntomas una vez iniciada.

La enfermedad de Alzheimer no es la única enfermedad neurodegenerativa cuyo origen puede estar en la aparición de daño oxidativo en las células. Algunos autores apuntan a que las enfermedades de Parkinson [22], corea de Huntington [23] e incluso las enfermedades del espectro autista, la esquizofrenia y el glaucoma [24], podrían tener orígenes similares.

En el caso de las enfermedades del espectro autista, se ha comprobado que los niños afectados por esta enfermedad, muestran mejoras cognitivas y comportamentales tras sufrir episodios de fiebre. Esta mejora se asocia a cambios en las vías metabólicas que inducen patrones de respuesta al estrés oxidativo y la expresión de proteínas de choque térmico (HSP). Algunos metabolitos de origen vegetal como los sulforafanos (vegetales crucíferos) y el hidroxitirisol (aceite de oliva virgen) inducen respuestas celulares protectoras frente al estrés, similares a los efectos de la fiebre, por lo que algunos autores proponen su valoración como posibles vías terapéuticas [25].

Recientes descubrimientos en el caso de los desórdenes neuropsiquiátricos, como la esquizofrenia, apuntan a que su origen, o al menos la progresión de los síntomas clínicos, podría estar ligado al daño oxidativo sufrido en el tejido cerebral. El glutatión (GSH) es un agente reductor antioxidante que participa en la inactivación de varias enzimas que catalizan procesos de oxidación y producen un aumento de las especies reactivas de oxígeno (ROS). En los estudios realizados en los tejidos de pacientes esquizofrénicos, se ha identificado un contenido en GSH inferior a la población sana (un 40% inferior en el tejido del núcleo caudal, 40% en el córtex prefrontal, 35% en plasma y 14% en eritrocitos). Así mismo, se ha relacionado la neuroinflamación en el estado prenatal y perinatal, así como las infecciones sufridas por la madre gestante, que aumentan las citoquinas proinflamatorias, con el desarrollo de la esquizofrenia, dado que la inflamación y neuroinflamación aumenta el estrés oxidativo. Por último, cabe destacar el papel del plegamiento erróneo de proteínas y la baja actividad del proteasoma con el desarrollo de los síntomas clínicos, así como el hecho de que varios medicamentos antipsicóticos son inductores de la autofagia (eliminación de proteínas mal plegadas o erróneas) (Sertindol, Primozide, Trifluromazine, Chlorpromazine..) [26].

Xenohormesis

Desde tiempos ancestrales los humanos han utilizado las plantas no sólo como alimento sino también por sus propiedades beneficiosas y curativas. La industria médica y farmacéutica actual ha descrito miles de sustancias bioactivas de origen vegetal que tienen diferentes propiedades, tanto beneficiosas como tóxicas.

El término Xenohormesis fue acuñado por Howitz y colaboradores en 2003 [27], y hace referencia a un tipo especial de hormesis que describe el proceso por el cual la respuesta al estrés de una especie, beneficia a otra distinta. En el caso más habitual, moléculas o sustancias bioactivas que las plantas (y otros seres vivos como algas, protozoos y bacterias fotosintéticas) producen como respuesta a algún tipo de estrés ambiental (calor, estrés hídrico, falta de nutrientes, parasitación...) activa las respuestas biológicas al estrés de otras especies distintas, preparándolas para hacer frente a las privaciones ambientales. El efecto de activación de la respuesta al estrés por xenohormesis se ha visto en animales, hongos, bacterias, algas protistas e incluso en plantas parásitas.

Hay muchos ejemplos de respuestas de los animales frente a sustancias bioactivas producidas por las plantas. Los más significativos son la colaboración de los insectos en la polinización mediante la secreción de sustancias alimenticias, y la dispersión de semillas contenidas en los frutos. Otro ejemplo importante es la carrera armamentística entre los herbívoros y las plantas que les sirven de alimento, como el caso de las acacias, que producen señales de alerta que aumentan la producción de taninos venenosos ante el ataque de un herbívoro y las de aquellas plantas que producen sustancias que atraen a los depredadores de algunos insectos que les atacan, como las plantas umbelíferas y asteráceas que atraen a las avispas parásitas y a las moscas depredadoras, que se alimentan de las orugas u otros insectos que dañan a las plantas, o la planta del tabaco para evitar ser parasitada por los huevos de mariposa.

Las sustancias tóxicas producidas por las plantas son capaces de desencadenar reacciones horméticas en los animales que las consumen, dado que a bajas dosis inducen una respuesta de protección frente al estrés tóxico, mientras que pueden resultar mortales a dosis altas. No obstante, la xenohormesis se desarrolla de manera distinta, dado que algunos de los principales compuestos xenohorméticos identificados (quercetina, resveratrol, ...) no presentan actividad tóxica, incluso a dosis muy elevadas. Aunque los dos tipos de respuesta hormética son diferentes, pueden darse en paralelo [28].

Frente a un estresor ambiental, las plantas ponen en marcha una serie de vías de respuesta bioquímica, que producen metabolitos secundarios cuyas funciones son muy diversas: filtros UV, antibióticos, antifúngicos, factores de transcripción, moléculas de transporte de auxinas, antioxidantes... y una variedad de reguladores fisiológicos y mensajeros químicos. No obstante, la actividad como xenohormetinas no viene dada por su función principal, ni siquiera en el caso de los antioxidantes como los polifenoles, si no que activan vías celulares de respuesta al estrés.

Entre estas vías, se ha comprobado la activación de Nrf2 y hemoxigenasa 1, como en el caso de la curcumina y la activación de proteínas de shock térmico (HSP) como el resveratrol, el salicitato y el EGCG [29].

El origen de la respuesta xenohormética no está del todo claro, si bien se apuntan dos posibles explicaciones.

Algunos autores apuntan a que la activación de respuestas de estrés en animales inducidas por compuestos bioactivos vegetales producidos en condiciones ambientales estresantes se debe a que las vías de respuesta a estrés proceden de un antecesor común a plantas y animales y se han conservado en la evolución. La similitud en las secuencias de algunas HSP y kinasas, apuntalan esta teoría.

La otra explicación apuntada por los expertos, es que el reconocimiento de las señales de estrés ambiental de otras especies y la activación de la respuesta temprana ante una situación potencialmente nefasta (reducción de los recursos alimenticios) antes de que ésta se produzca, ha sido un factor beneficioso que ha perdurado en las especies por la presión selectiva. Diversos autores apuntan como prueba de esta explicación el hecho de que la respuesta activada por muchas xenohormetinas es muy similar a la respuesta obtenida por restricción calórica, una preparación de los organismos a condiciones de déficit alimentario [30].

Conclusión

La hormesis se presenta como un mecanismo de respuesta frente a factores químicos y ambientales adversos muy conservado en los seres vivos. Este mecanismo, que pudo desarrollarse en épocas remotas como respuesta ante el ambiente hostil en que surgió la vida, sigue formando parte de la respuesta de los seres vivos en nuestros días y demuestra su utilidad en la lucha frente al envejecimiento y la neurodegeneración, el cáncer y la respuesta frente a factores externos dañinos como los tóxicos y la radiación. Así mismo, está presente en la relación entre especies y los sistemas combinados de alerta ante los elementos ambientales adversos. No obstante, si bien parece tener un futuro prometedor por su posible aplicación práctica en el tratamiento de las enfermedades y trastornos neurodegenerativos, e incluso en otros campos como la gestión del riesgo por exposición a radiación, la multitud de vías bioquímicas y celulares implicadas en la respuesta hormética y la variabilidad de la respuesta observada según las características del individuo expuesto, requieren un estudio más exhaustivo de este fenómeno con el fin de comprender sus mecanismos de actuación.

Referencias

1. Muller HJ. Artificial transmutation of the gene. Science 1927;66:84–7.
2. Planel G, et al. Demonstration of a stimulating effect of natural ionizing radiation and of very low radiation doses on cell multiplication. IAEA-SM-202/205: 127-140.1967.
3. Gold T. The deep, hot biosphere (geochemistry/planetology). Proc Natl Acad Sci USA 1992;89:6045-9.
4. Ghiassi-Nejad M, Zakeri F, Gh.Assaei M, Kariminia A. Longterm immune cytogenetic effects of high level natural radiation on Ramsar inhabitants in Iran. J Environ Radioact 2014;74:107-16.
5. Hendry JH, Simon SL, Wojcik A, et al. Human exposure to high natural background radiation: what can it teach us about radiation risks? J Radiol Prot 2009;29(2A):A29-A42.
6. Sponsler R, Cameron JR. Nuclear shipyard worker study (1980-1988): a large cohort exposed to low-dose-rate gamma radiation. Int Low Radiat 2005;1:463-78.
7. Luckey TD. The health effects of low-dose ionizing radiation. J Am Phys Surg 2008;13:39-42.
8. Matanoski, G M. Health Effects of Low-Level Radiation in Shipyard Workers. United States: N. p., 1991.
9. Berrington A, Darby SC, Weiss HA, Doll R. 100 years of observation on British radiologists: mortality from cancer and other causes 1897–1997. The British Journal of Radiology 2001;74:882:507-19.
10. Cuttler JM. Nuclear energy and the LNT hypothesis of radiation carcinogenesis. In: Sutou S, Tanooka H, Doss M, editors. Fukushima Nuclear Accident: Global Implications, Long-Term Health Effects and Ecological Consequences. New York: Nova Sciences Publishers Inc; 2015. p. 27–60.
11. Cohen BL. Test of the linear-no threshold theory of radiation carcinogenesis for inhaled radon decay products. Health Phys 1995;68:157–74.
12. Luckey TD. Atomic Bomb Health Benefits. Dose Response 2008;6:369–82.
13. Galvan I, Bonisoli-Alquati A, Jenkinson S, Ghanem G, Wakamatsu K, Mousseau TA, et al. Chronic exposure to low-dose radiation at Chernobyl favours adaptation to oxidative stress in birds. Funct Ecol 2014;28:1387–403.
14. Lehrer S, Green S, Rosenzweig KE. Reduced Ovarian Cancer Incidence in Women Exposed to Low Dose Ionizing Background Radiation or Radiation to the Ovaries after Treatment for Breast Cancer or Rectosigmoid Cancer. Asian Pac J Cancer Prev 2016;17:2979-82.
15. Anthony BM, Howe GR, Sherman GJ, Lindsay JP, Yaffe MJ, Dinner PJ, Harvey AR, Preston DL. Mortality from breast cancer after irradiation during

fluoroscopic examinations in patients being treated for tuberculosis. N Engl J Med 1989;321:1285-9.

16. Kojima S,Tsukimoto M, Shimura N, Koga N, Murata A, Takara T. Treatment of Cancer and Inflammation With Low-Dose Ionizing Radiation: Three Case Reports. Dose-Response: An International Journal. January-March 2017:1-7.

17. Sutou S. A message to Fukushima: nothing to fear but fear itself. Genes Environ 2016 38:12

18. Marcus CS. Destroying the Linear No-threshold Basis for Radiation Regulation: A Commentary. Dose-Response: An International Journal. October-December 2016:1–3.

19. Cook R, Calabrese JE. The Importance of Hormesis to Public Health. Environ Health Perspect 2006;114:1631–35.

20. Mao L, Franke J. Hormesis in Aging and Neurodegeneration—A Prodigy Awaiting Dissection. Int J Mol Sci 2013;14:13109-28.

21. Cornelius C et al. Osteoporosis and Alzheimer pathology: role of cellular stress response and hormetic redox signaling in aging and bone remodelling. Frontiers Pharmacology 2014;5:120.

22. Matus S, Castillo K, Hetz C. Hormesis protecting neurons against cellular stress in Parkinson disease. Autophagy 2012;8:997–1001.

23. López-Diazguerrero NE, et al. Hormesis: lo que no mata, fortalece. Gaceta Médica de México 2013;149.

24. Trovato Salinaro A et al. Cellular stress response, redox status and vitagenes in glaucoma: a systemic oxidant disorder linked to Alzheimer´s disease. Frontiers Pharmacology 2014;5:129.

25. Calabrese V et al. Hormesis, cellular stress response, and redox homeostasis in autism spectrum disorders. J Neurosci Res 2016;94:1488-98.

26. Calabrese V et al. Hormesis, cellular stress response and neuroinflammation in schizophrenia: early onset versus late onset state. J Neuroscience Res 2017;95:1182-93.

27. Howitz KT, Bitterman KJ, Cohen HY, Lamming DW, Lavu S, Wood JG, Zipkin RE, Chung P, Kisielewski A, Zhang LL et al. Small molecule activators of sirtuins extend *Saccharomyces cerevisiae* lifespan. Nature 425:191–196.

28. Philip L, Hooper PL, Tytell M, Vígh L. Xenohormesis: health benefits from an eon of plant stress response evolution. Cell Stress and Chaperones 2010; 15:761–70.

29. Howitz KT, Sinclair DA. Xenohormesis: Sensing the Chemical Cues of Other Species. Cell 2008;;133:387–91.

30. Baur JA, Sinclair DA. What is Xenohormesis?. Am J Pharmacol Toxicol 2008;31:152–159.

Microbiota hoy: el legado de René Dubos

Alvaro Daschner

Resumen

René Dubos (1901-1982) fue microbiólogo y pensador. Entre los años 40 a 70 del siglo pasado realizó una serie de experimentos relevantes para demostrar que la flora intestinal (microbiota) es indispensable para el correcto desarrollo de los seres vivos, la salud y la prevención de las infecciones. Cuando se estableció la teoría microbiana de la enfermedad en el siglo XIX , el concepto de una causa específica para las enfermedades fue cobrando, según este autor, demasiada prioridad en los programas de investigación médica, dejando de lado el entorno total y visión ecológica, cuya comprensión ha demostrado ser fundamental para conocer la aparición de enfermedades, no solo infecciosas. Aun así, las ideas propuestas parecen haber quedado en el olvido hasta que las nuevas técnicas de secuenciación metagenómica han abierto de nuevo el interés por esa visión ecológica, de co-evolución y de interrelación entre huésped y los múltiples hospedadores. Si en la Medicina Evolucionista uno de los campos de estudio es la capacidad de adaptación, R. Dubos puede considerarse uno de los pensadores tempranos (no reconocidos) en este campo. Sin menospreciar los conocimientos nuevos a través de nuevas herramientas, actualmente se están evocando ideas que ya existían, pero quedaban en segundo plano durante mucho tiempo, cuando aún predomina una investigación con visión reduccionista. Si somos conscientes del papel de las ideas recurrentes a lo largo de los tiempos, abordaremos con más apertura la interpretación de los avances científicos.

Introducción

René Dubos fue un científico y pensador del siglo pasado que hoy en día se ha quedado en el olvido y vemos necesario rescatar algunas de sus ideas en la era del estudio de la microbiota. Asimismo, podríamos decir que su modelo sobre la interacción de los organismos con el entorno, el pensamiento ecológico y las deliberaciones sobre las múltiples visiones posibles de las causas de la enfermedad, le atribuyen ser un claro pionero en el campo de la Medicina Evolucionista.

La Medicina Evolucionista, un campo en evolución en sí mismo [1], avanza en su contenido y comprensión, no solamente por nuevos hallazgos avanzados científicos, como es el caso de los métodos de secuenciación metagenómica que nos aportan datos de sumo interés sobre la microbiota humana y de otros organismos. Insistimos siempre en que el avance científico no es posible sin un modelo filosófico de base, un modelo sobre la relación de los distintos conocimientos. El biólogo evolucionista Stephen Jay Gould escribió "*Si el progreso científico estuviera motivado exclusivamente por la acumulación de información bajo la única y fructífera égida [aegis] del "método científico", entonces la especulación basada en una diferente metafísica sería inútil y peligrosa, ya que encadenaría hechos hacia una teoría errónea y guiaría la investigación hacia líneas inadecuadas. Pero los hechos nunca existen sin una teoría subyacente, y una teoría imaginativa puede ser más esencial que nueva información en producir 'progreso' científico"* [2].

Existe una idea ampliamente difundida muy superficial que nuestros genes son paleolíticos, que muy poco han cambiado desde que éramos cazadores recolectores, y que por ello hoy aparecen enfermedades que no han existido antes. Mientras que la idea en sí, probablemente no sea incorrecta, sí lo es la interpretación que se hace de la misma y la relevancia de este fenómeno en el contexto amplio de la evolución y adaptación del ser humano. Algo similar ocurre con la idea que al salir el ser humano del entorno natural aparecen enfermedades. Es la interpretación utilizada la que convierte esta idea en incorrecta si se interpreta meramente de forma superficial. Asociado a esta idea está aquella del buen salvaje, así como de la necesaria degeneración de todo lo que toca el hombre. Hemos insistido previamente en que la evolución, así como los posibles mecanismos de adaptación, no solo tienen una base en la modificación genética [1]. Marlene Zuk escribió un libro sobre la Paleofantasía, y ofrece muchos ejemplos de adaptación cultural, pero también génica en pocas decenas de miles de años, contradiciendo la idea que los genes paleolíticos sean los únicos responsables de nuestra vulnerabilidad a las enfermedades [3].

Una idea básica que nos presenta Dubos es que el hombre al manipular el entorno, lo hace "natural" [4]. Esto es posible porque el ser humano se caracteriza especialmente entre los seres vivos por su gran capacidad de adaptación.

Gran parte de argumentación de Dubos comienza con el análisis de la teoría microbiana de la enfermedad, seguido de una prudente crítica de la misma, no tanto de la teoría en sí, sino del uso exagerado y ponderado que la ciencia ha hecho posteriormente. Debemos tener en cuenta que muchos de sus libros de los años 60 y 70 del siglo pasado transmiten sus ideas que se basan en unos estudios experimentales suyos publicados alrededor de los años 50, pero iniciados a finales de los años 20. Han pasado pues más de 50 años y quisiera mostrar como siguen vigentes las ideas, o mejor dicho, debemos de nuevo rescatar ideas antiguas en un nuevo intento ponderado de la ciencia. El mensaje repetido y fundamental de Dubos es que para comprender la relación del microbio con la enfermedad es necesario situarlo en los diferentes entornos o situaciones posibles. Esto se relaciona con un cambio en el paradigma microbiológico en un ambiente científico en el que predominaba la visión del microorganismo como causa específica de la enfermedad.

Caja 1: Algunos de los conocimientos seleccionados a los que se postula haber llegado por avances en la investigación metagenómica

---

Editorial *Science* 2012:

Se revela lo crucial que son estos habitantes para
 nuestro **desarrollo**,
 metabolismo,
 defensa **inmune**,
 susceptibilidad a infecciones y otras enfermedades inflamatorias crónicas y metabólicas
Debemos cambiar hacia una teoría **ecológica** para comprender las comunidades microbianas intestinales
Se revela la importancia en el metabolismo liberación de nutrientes

Editorial *Science* 2016:

Unos pocos micro-organismos producen gran daño, la mayoría son **esenciales**
El **desarrollo** normal de plantas y animales requiere la colonización microbiana **benigna**
Se confirma la importancia de los micro-organismos que colonizan la mucosa tras el **nacimiento**
Asociación de la microbiota con la **susceptibilidad** a alergias y enfermedades crónicas
Mantener una microbiota sana es difícil:
 Se conoce ahora el papel de la **dieta**, **enfermedad**, **fármacos**
Se está ahora en fase de explotación comercial de la microbiota...[uso de **probióticos**]...

Volviendo a la actualidad se resume en la caja 1 sendos artículos editoriales de la prestigiosa revista *Science* de los años 2012 y 2016 que intentan describir los logros e hitos en el conocimiento del estudio de la microbiota tan en auge en los últimos tiempos [5, 6].

Dejamos atrás los avances en este campo para volver con René Dubos y comenzar con una muy breve biografía con el único objetivo de destacar la validez de sus ideas en una búsqueda incesante del pensamiento ecológico del científico pensador poniendo de sus manos los métodos experimentales que tenía a su alcance.

Dubos comenzó estudiando agronomía en Paris. Pero unas cuantas casualidades, que se describen amenamente en el libro "The world of René Dubos" [7] le llevaron a realizar el salto a Estados Unidos y terminar estudiando Microbiología en la Universidad de Rutgers (New Jersey). A los 26 años ya estaba trabajando en el Instituto Rockefeller en Nueva York, institución en la que se mantuvo casi toda su vida. Poco conocido es el hecho que fue Dubos quien consiguió los primeros antibióticos (la gramicidina y la thyrotricina) clínicamente útiles y comercializados.

Con sus ideas basadas en la influencia de los suelos en los estudios agronómicos, había observado que el número de bacterias con el mismo sustrato (el suelo) era estable y pensaba que unas bacterias tendrían que inhibir el crecimiento de otras [7]. Así buscó activamente una enzima inhibidora, llegando al descubrimiento de que los neumococos perdían su cápsula en el suelo y ya no eran infectantes en ratones [8, 9].

Posteriormente su trabajo sobre los antibióticos mencionados estimuló el estudio y posterior aislamiento de la estreptomicina por parte de Albert Schatz en 1943, un fármaco antibiótico muy usado para el tratamiento de la tuberculosis. Se le otorgó el premio Nobel a S.A. Waksman con mucha polémica sobre la autoría real del descubrimiento [7].

René Dubos, ¿un precursor menospreciado de la Medicina Evolucionista?

Dos títulos de los muchos libros que Dubos ha redactado en lenguaje comprensible deberían llamar la atención al estudioso de la Medicina Evolucionista, *Man adapting* publicado en 1966 [10] y *So human an animal* en 1969 [11], que ha sido galardonado con el premio Pulitzer para Obras de Ámbito General y No Ficción. En ellos el estudio de la enfermedad y sus causas cobran especial relevancia. Insiste repetidamente en la relación e interacción del ser humano con el entorno en todas sus facetas y considera la enfermedad como una respuesta a ambientes nuevos. Es sin embargo el libro *Man, medicine and environment* (1968) [4], que condensa en su propio título la pretensión de situar la enfermedad y la medicina siempre en un contexto ambiental. En éste incluye también el entorno psicosocial y cultural que inciden sobre el riesgo de padecer enfermedad. Aquí se desarrollan muchas de las ideas que hoy forman parte del programa de la Medicina Evolucionista.

Describe algunas de las características que destacan en el ser humano comparado con otros seres vivos o animales. La primera es la gran capacidad de adaptación a entornos, que se explica por tratarse de una especie con poca especialización biológica. Asimismo, el ser humano posee además la capacidad de cambiar su propio entorno, lo que ha hecho que podamos vivir en prácticamente cualquier lugar del mundo.

Entra aquí en juego el papel de la cultura como uno de los mecanismos de adaptación. Lo que no es aparente a primera vista, es el hecho que el entorno que nosotros hemos moldeado, creará con facilidad una dependencia del mismo en un mecanismo de retroalimentación. Podemos aplicar esta idea también a la Medicina, que nos ayuda a paliar, curar o prevenir enfermedades, pero a su vez un uso de fármacos puede ocasionar en algunos casos efectos indeseables para la salud, de ahí que se busquen nuevas formas de alivio, etc.

En relación con el entorno cultural y su dependencia, éste se pone de manifiesto cuando las necesidades e impulsos del hombre paleolítico irrumpen a través de la cubierta de la civilización, siendo fruto del desajuste producido por la compleja interacción existente entre las condiciones actuales (entorno) y las características heredadas y adquiridas. Éstas últimas no hacen solo referencia a la herencia cultural y génica, sino también a las propias vivencias. Destaca que el ser humano es más un producto de su entorno que de sus genes y en muchos trabajos experimentales se muestra el papel de irreversibilidad de los efectos patológicos de experiencias muy tempranas [12, 13]. Así se explicaría que muchas enfermedades orgánicas y mentales surgen del desajuste entre las respuestas paleolíticas a las condiciones modernas de la vida.

El concepto de salud de Dubos es reseñable ya que la define como una forma de vida que permita al ser humano *imperfecto* una existencia aceptable y enriquecedora cuando hace frente a un mundo *imperfecto*. De ahí que no considera posible la eliminación completa de la enfermedad. Estas consideraciones son fundamentales en la filosofía biológica de la Medicina Evolucionista, que considera a los organismos como seres parcialmente inadaptados por el simple hecho que el entorno es cambiante. Dubos es consciente de los grandes logros de la Medicina en los campos de las Infecciones y la Nutrición, pero han aparecido enfermedades crónicas con altas prevalencias, fruto del continuo desajuste y readaptación al medio a velocidades cada vez más rápidas.

En cuanto a sus ideas sobre la medicina destaca que los médicos deberían aprender a trabajar de forma multidisciplinar con biólogos, ingenieros, etc. en un abordaje, mediante investigación holística, que incluya al entorno, porque conforme vayamos cambiando nuestro entorno, nos arriesgamos siempre a la aparición de la enfermedad por desadaptación. Esto está en contraposición con el hecho que la medicina ha enfatizado el estudio y conocimiento de las lesiones patológicas y bioquímicas, más que la respuesta al "entorno total" [4]. Postula que han surgidos múltiples enfoques de medicina alternativa que critica, cuando no se fundamentan en evidencia científica, pero es consciente que han surgido como una respuesta a la sensación extendida que algunos de los problemas más importantes en la medicina no se están abordando adecuadamente.

El paradigma reinante y los orígenes de su hipótesis

A finales del siglo XIX Louis Pasteur y Robert Koch fueron los propulsores de la teoría microbiana de la enfermedad, que por primera vez postuló que gérmenes específicos son los causantes de las enfermedades infecciosas. Robert Koch aplicó esta idea a la tuberculosis y propuso además los famosos postulados de Koch que vienen citados en la caja 2. El hecho adquiere relevancia porque la agenda de experimentos que se propagó durante mucho tiempo en la investigación tuvo como base la idea de la causa específica de la enfermedad. No solo ha repercutido en que los microbiólogos de la primera mitad del siglo XX han estado buscando los agentes etiológicos de la enfermedad [14]. Más aún ha influido en el concepto de otras enfermedades, priorizando un estudio de las estructuras o de los mecanismos bioquímicos. Así, citando a Dubos, la enfermedad se ha analizado en sus diferentes especialidades conforme a moléculas químicas, mecanismos inmunológicos, metabólicos, endocrinológicos, pero también aplicando la nutrición, la genética etc., con el resultado de un análisis reduccionista. Dubos no critica estos progresos que sin duda lo han sido, más bien contrapone la ausencia de una visión holística [4]. En un ensayo en la revista de nombre tan sugerente, *Perspectives in Biology and Medicine* del año 1966 Dubos recuerda como Hipócrates en el tratado *Aires, Aguas y Lugares* destaca la importancia del clima, la topografía, los alimentos, el agua, etc. para la salud o la enfermedad. Dubos, que venía denunciando como en la Medicina se estaba aplicando unilateralmente las explicaciones mecanísticas en el estudio de la fisiopatología de las enfermedades y así olvidando el papel del entorno, postula la necesidad de una era neo-hipocrática [14].

Pasando al campo de las enfermedades infecciosas destaca que ni el descubrimiento del Bacilo de Koch, ni tampoco el descubrimiento de la estreptomicina u otros anti-tuberculostaticos han sido los logros científicos que han contribuido significativamente al descenso de la morbi-mortalidad de la tuberculosis en el siglo XIX a XX. Dubos insiste en que la mejoría del estado de la salud a nivel epidemiológico en cuanto a ésta y otras enfermedades epidémicas, cursó antes de estos descubrimientos y se debió a unos grandes esfuerzos en salud pública con mejoras en la alimentación y la higiene [7].

Caja 2: Postulados de Koch

El micro-organismo debe estar presente en todos los casos de enfermedad
El patógeno puede ser aislado y cultivado
El patógeno cultivado debe causar la enfermedad
El patógeno debe ser re-aislado

Así que describe un modelo, en el que el agente específico causante de la enfermedad para producir no solo la infección (que puede cursar asintomática), debe ir acompañado de otros factores para producir la misma. Esto explica que muchos patógenos persisten en el hospedador sin causar enfermedad. Ejemplos como el herpes o el "resfriado común" producidos por ciertos tipos de virus, demuestran que producen enfermedad solo en circunstancias especiales. En la común confusión entre infección y enfermedad, postula además que la infección es la norma para muchos patógenos, mientras que la enfermedad es la excepción. Así lo ha sido durante mucho tiempo para el caso de la tuberculosis y otras enfermedades. Hoy en día podemos aplicar esta idea también a agentes como el *Helicobacter pylori*, o el virus de la Hepatitis A [15].

Los experimentos que demuestran sus hipótesis

En cuanto a sus ideas sobre los microorganismos y al contrario de los estudios de los microbiólogos que buscaban aislar el patógeno específico para cada enfermedad, dice que el carácter verdadero de los mismos no se puede conocer estudiándolos de forma aislada [16, 17]. Lo que aparenta ser un patógeno que necesariamente produce enfermedad, en muchos casos no encuentra el entorno in vivo favorable para su proliferación, en parte porque los microorganismos se inhiben o potencian mutuamente y comunican entre ellos, o porque cambian su entorno, que puede ser el ambiente del tracto gastro-intestinal.

Los problemas surgen al querer aplicar estas ideas al diseño de los experimentos. Sirva como ejemplo uno de los problemas prácticos de los microbiólogos que siempre han visto bajo el microscopio más microorganismos que los que se puedan cultivar.

En el artículo *Infection into disease*, escrito tan temprano como 1958, insiste en cuales son los factores necesarios para que se produzca una enfermedad infecciosa, es decir, en la que no es solo necesario la presencia o infección por el patógeno específico, sino además factores del entorno [17]. Así en sus experimentos analizaba en estudios murinos el papel de la dieta sobre la infección, de los antibióticos, de factores de estrés y conforme avanzaba en el tiempo implicaba en los estudios a la flora intestinal. Los estudios que se describen a continuación se han publicado en su mayoría en la revista *Journal of Experimental Medicine* en los años 50 y 60 del siglo pasado.

Primero abordó el posible efecto de las alteraciones nutricionales sobre la susceptibilidad a la infección. En un experimento comparó ratones bajo dieta libre con otros bajo régimen de ayuno durante 36 a 48 horas antes de infectarles con estafilococos con potencial patogénico. El parámetro medido fue la muerte del ratón por la infección. Pudo comprobar una mayor susceptibilidad a la infección tras el ayuno. Sin embargo, si los ratones fueron puestos a una restricción dietética durante un tiempo más prolongado de 4 semanas los ratones se mantenían resistentes a la infección [18].

Otro estudio posterior tuvo como objetivo indagar en las diferentes dietas como modificadores de la resistencia a la infección [19]. Se compararon diferentes dietas durante 15 días antes de proceder a las infecciones experimentales con dos bacterias patógenas diferentes (*Klebsiella pneumoniae* y estafilococos). Las dietas estaban formadas por solo maíz, alimentación completa en dos variantes (+ caseina 20%, o + caseina 5%), solo caseína 20%, o solo caseína 5%. El objetivo fue de observar el efecto de las dietas sobre los organismos infectantes en los tejidos, así como la capacidad del hospedador a resistir los efectos tóxicos de la infección. Se pudo comprobar que una alimentación insuficiente (en este caso solo maíz) aumentaba la susceptibilidad a las infecciones, determinando sobre todo la resistencia. Esta interpretación fue fruto de la observación que mientras se mantuvo la capacidad bactericida, la administración del efecto tóxico de LPS (lipopolisacárido) produjo tal estrés en estos ratones que no resistían los que se alimentaron bajo una dieta incompleta [19, 20].

Llevando ya la experiencia a evaluar el papel de la flora intestinal, se estudió el efecto de los antimicrobianos y dieta sobre la misma. En estos experimentos se pudo observar una disminución de lactobacilos y un aumento de enterococos y de bacilos gram-negativos tras el uso de varios tipos de antibióticos (penicilina terramicina, cloranfenicol). La recuperación de los lactobacilos fue lenta (observación durante 12 semanas) [21]. Se ampliaron los experimentos modificando la dieta en estos ratones, observando una modulación en cuanto a la recuperación de la flora intestinal tras el uso de los antimicrobianos: aquellos ratones alimentados con pan enriquecido tardaron más en la recuperación que aquellos con una dieta compleja más adecuada. Así presentaron una de las primeras evidencias de la influencia de la alimentación sobre la flora intestinal [22].

Quedaba por estudiar el papel de la flora intestinal sobre la resistencia a las infecciones. Así se diseñó el experimento en el que los ratones recibieron diferentes dietas (pellets comerciales, dieta Sherman con 33% leche entera y 66% trigo integral, dieta completa semi-sintética con 15% caseína, dieta completa semi-sintética con 15% gluten) fueron infectados experimentalmente con patógenos murinos (*Staphylococcus aureus, Klebsiella pneumoniae*) [23, 24]. Se analizaron el efecto sobre el recuento de lactobacilos en las heces, la duración y reversibilidad de los cambios, así como la resistencia a la infección. Las dietas con caseína o con gluten disminuyeron la cantidad de lactobacilos rápidamente (tras solo unos días), mientras que la dieta Sherman y pellets (alimentación completa) aumentaron la resistencia a las infecciones. Pudo así constatar una correlación entre lactobacilos y resistencia.

Contribuciones para la comprensión de la microbiota humana y tributo a R. Dubos

Ya en una revisión del año 2001 que tenía por objetivo identificar los investigadores pioneros del conocimiento sobre la biota intestinal destaca en varios puntos el equipo de R. Dubos [25]. Destaca el conocimiento sobre la presencia de microorganismos (al menos transitoriamente) en el tracto gastro-intestinal superior, la aparición de comunidades del neonato de forma secuencial, el hecho que los microorganismos se encuentran en la luz del intestino, así como sobre la mucosa, las leyes ecológicas con la interacción huésped hospedador y sobre todo el hecho que la flora intestinal se considere prácticamente un órgano indispensable para la vida [25].

En su libro "Mirage of Health" de 1959 dice "...nuestros recientes estudios han revelado que existe en animales normales una abundante y característica microflora nos solo en el colon, sino también en otras partes del tracto digestivo, incluido la boca y el intestino delgado. Estos microorganismos no deberían ser vistos como meros contaminantes. Más bien, se desarrollan tan íntimamente asociados con varios órganos digestivos, que forman un ecosistema bien definido, en el que cada componente es influenciado por los otros y las condiciones ambientales" [26].

Si volvemos a observar la caja 1, podemos ver como hace casi 50 años Dubos ya demostró experimentalmente la mayoría de las ideas que ahora se postulan como avances. Dubos tuvo el mérito que no solo mantenía el sentido común en la elaboración de sus hipótesis, sino que además hizo un trabajo de investigación bibliográfica importante, asegurando que muchas de estas ideas ya venían precargadas por pensadores previos. Recordó como incluso L. Pasteur estaba implicado en un importante debate, y una anécdota describe como poco antes de morir dijo:" *Le microbe n'est rien. C'est le terrain qui est tout*" [El microbio no es nada, el terreno lo es todo] para describir que la virulencia de los posibles patógenos depende del entorno. Dubos utilizó sus herramientas en un laboratorio aún hoy muy prestigioso para subrayar con métodos científicos actualmente aceptados las hipótesis. Y finalmente no solo fue un gran pensador y experimentador, sino que puso además gran parte de su esfuerzo para la divulgación de su conocimiento adquirido. Esta faceta frecuentemente criticada como superficial abre el interés por los temas a una audiencia mucho más amplia que la especializada. Tal vez lo más importante es que las ideas, acompañadas de sentido común y con una base ampliamente plausible, que además se repiten cíclicamente a través de la historia del pensamiento y la observación, son aquellas que tienen la capacidad de ser transmitidas en lenguaje científico especializado pero también divulgativo.

Los nuevos métodos sofisticados de secuenciación metagenómica han ayudado al conocimiento de más especies, sus interrelaciones y las relaciones con el metabolismo. Hay un sinfín de publicaciones que asocian ahora las enfermedades, los fenotipos, etc. con características de la microbiota humana, sobre todo intestinal. Las alteraciones ecológicas se estudian ahora como factores de riesgo para la aparición de enfermedades crónicas. Pero en realidad estas ideas sobre la ecología intestinal, la relación de la alimentación con la microbiota, con la susceptibilidad a la enfermedad, como hemos visto no son nuevas.

Debemos ahora aprovechar estos recientes "avances", precisamente porque no son tan novedosos. A lo largo de la historia se han postulado repetidamente ideas similares. No se había etiquetado con nombres como ecología, microbiota, etc., pero en su esencia llevaban el mismo germen, tal y como Dubos predijo sobre la nueva era hipocrática. También fue capaz de predecir la aplicación de sus propios descubrimientos. En un artículo de 1967 cita *"..la microbiota intestinal, especialmente aquella adquirida a temprana edad, tiene tan profunda influencia sobre las características morfológicas y fisiológicas del adulto, que parece ser la expresión del legado génico, en realidad resultará habitual estar determinada por el entorno microbiano. Bajo esta perspectiva y con el objetivo terapéutico, sería muy deseable desarrollar procedimientos para modificar intencionadamente la composición de la microbiota indígena."* [12]. En la medicina buscamos tratamientos para las enfermedades, pero también debemos estar involucrados en la prevención. Los conocimientos que se están publicando actualmente en el campo de la microbiota ponen claramente de relieve la importancia de ciertos grupos de microorganismos para el mantenimiento de la salud, haciendo crecer un campo de aplicación diagnóstica y terapéutica, como es el posible uso de probióticos. Aquí, sin embargo, no debemos parar y sobre todo no olvidar el papel del entorno, al que pertenece la alimentación, y como ejemplo más concretamente los alimentos fermentados [27] en la ecología del intestino y de la salud.

Referencias

1. Daschner A, Gómez Pérez J, Trujillo Tiebas M, Las diferentes caras de la Medicina Evolucionista. Niveles de adaptación y el origen de las enfermedades. In: Daschner A, Gómez Pérez J, Trujillo Tiebas M eds. Medicina Evolucionista Aportaciones pluridisciplinares Volumen III. Madrid: MedEvo, 2017:11-28.
2. Gould SJ, Ontogeny and phylogeny. Cambridge, Mass.: Belknap Press of Harvard University Press, 1977.
3. Zuk M, Paleofantasy: What Evolution Really Tells Us about Sex, Diet, and How We Live. New York, London: W.W. Norton & Company, 2014.
4. Dubos RJ, Man, medicine, and environment. New York,: Praeger, 1968.
5. Ash C, Mueller K, Manipulating the Microbiota. Science 2016;352: 530-1.
6. Mueller K, Ash C, Pennisi E, Smith O, The gut microbiota. Introduction. Science 2012;336: 1245.
7. Dubos RJ, Piel G, Segerberg O, Rene Dubos Center for Human Environments., The world of René Dubos : a collection from his writings. 1st Edn. New York: H. Holt and Co., 1990.
8. Avery OT, Dubos R, the protective action of a specific enzyme against type iii pneumococcus infection in mice. J Exp Med 1931;54: 73-89.
9. Dubos R, Influence of Environmental Conditions on the Activities of Cellulose Decomposing Organisms in the Soil. Ecology 1928;9.
10. Dubos RJ, Man adapting. New Haven,: Yale Univ. Press, 1965.
11. Dubos RJ, So human an animal. New York,: Scribner, 1968.
12. Dubos RJ, Savage DC, Schaedler RW, The indigenous flora of the gastrointestinal tract. Dis Colon Rectum 1967;10: 23-34.
13. Dubos R, [Man and his environment. Biomedical knowledge and social action]. Bol Oficina Sanit Panam 1965;59: 471-80.
14. Dubos R, Hippocrates in modern dress. Perspect Biol Med 1966;9: 275-88.
15. Daschner A, Una visión evolucionista de la hipótesis de la higiene en alergia y las enfermedades inflamatorias crónicas. In: Pérez ADJ-LG ed. Medicina Evolucionista Aportaciones pluridisciplinares Volumen I. Madrid: MedEvo, 2012:75-91.
16. Houtman J, The human microbiome: your own personal Ecosystem. Breakthroughs in Bioscience 2012.
17. Dubos RJ, Infection into disease. Perspect Biol Med 1958;1: 425-35.
18. Smith JM, Dubos RJ, The effect of nutritional disturbances on the susceptibility of mice to staphylococcal infections. J Exp Med 1956;103: 109-18.

19. Dubos RJ, Schaedler RW, Effect of nutrition on the resistance of mice to endotoxin and on the bactericidal power of their tissues. J Exp Med 1959;110: 935-50.

20. Schaedler RW, Dubos RJ, The susceptibility of mice to bacterial endotoxins. J Exp Med 1961;113: 559-70.

21. Dubos RJ, Schaedler RW, The effect of the intestinal flora on the growth rate of mice, and on their susceptibility to experimental infections. J Exp Med 1960;111: 407-17.

22. Dubos R, Schaedler RW, Stephens M, the effect of antibacterial drugs on the fecal flora of mice. J Exp Med 1963;117: 231-43.

23. Dubos RJ, Schaedler RW, The effect of diet on the fecal bacterial flora of mice and on their resistance to infection. J Exp Med 1962;115: 1161-72.

24. Schaedler RW, Dubos RJ, The fecal flora of various strains of mice. Its bearing on their susceptibility to endotoxin. J Exp Med 1962;115: 1149-60.

25. Savage DC, Microbial biota of the human intestine: a tribute to some pioneering scientists. Curr Issues Intest Microbiol 2001;2: 1-15.

26. Dubos RJ, Mirage of health, utopias, progress, and biological change. 1st Edn. New York,: Harper, 1959.

27. Daschner A, Alimentos fermentados: ¿Pueden igualmente conseguir los efectos postulados de los probióticos? In: Daschner A, Gómez Pérez J, Trujillo Tiebas M eds. Medicina Evolucionista Aportaciones pluridisciplinares Volumen II. Madrid: MedEvo, 2014:119-32.

Glicobiología y Neu5Gc en la Evolución Humana

Sari M. Arponen

Resumen

El estudio del genoma y las proteínas es fundamental para entender la evolución de las especies y la fisiopatología humana y animal. Éstos constituyen el núcleo central de una gran parte de los conocimientos en las ciencias de la vida. Por su parte los azúcares son "la materia oscura" de la biología, siendo el glicoma tan importante como el genoma y el proteoma, pero mucho menos conocido e investigado. En este artículo se revisan algunos conceptos generales de glicobiología. Después se examina el caso particular del Neu5Gc, un tipo de ácido siálico que la especie humana perdió en su historia evolutiva. El estudio más a fondo del Neu5Gc y las implicaciones de su pérdida permite entender en parte la complejidad de la glicómica y sus aplicaciones en el estudio de la evolución y la salud humana.

Glicobiología y Glicoma

Introducción

La glicobiología es el campo de la biología que estudia la estructura, biosíntesis, biología y evolución de los glicanos, también llamados carbohidratos, polisacáridos o azúcares. El término "glicano" de acuerdo con la IUPAC (Unión Internacional de Química Pura y Aplicada) hace referencia a cualquier tipo de polisacárido mientras que la palabra "glucano" estrictamente incluye sólo los polisacáridos formados por monómeros de D-glucosa.

La glicobiología está de moda, aunque sea menos conocida que el estudio del DNA y los cromosomas o las proteínas. Hay 11 premios Nobel que se han concedido por aportaciones en el campo de la glicobiología[1], como por ejemplo a Landsteiner en 1930 por descubrir los grupos sanguíneos humanos por citar quizá el más conocido (aunque los descubrió 3 décadas antes del premio). Otros hitos importantes son el descubrimiento de la estructura de la ribosa y la 2-desoxirribosa en el ARN y el ADN por Levene en 1909 y 1929. Klenk y Blix en los años 30 y 40 del siglo XX describieron los ácidos siálicos y los gangliósidos cerebrales. Un científico a seguir en nuestros días es Ajit Varki, codescubridor de los Siglec y también de las lectinas de tipo I. Además, describió la mutación que inactiva a la CMP-Neu5Ac hidroxilasa en los humanos. Este científico es el codirector del Glycobiology Research and Training Center en la Universidad de California San Diego y del Center for Academic Research and Training in Anthropogeny. Varki es también el editor ejecutivo de una obra fundamental del campo, *Essentials of Glycobiology*, disponible gratuitamente en Internet.

El Glicoma, los Monosacáridos y los Glicanos

Los organismos vivos están constituidos por proteínas, lípidos, ácidos nucleicos y azúcares. El paradigma central de la biología es el hecho de que la información biológica se codifica por el DNA y el RNA y esta información se traslada a las proteínas para llevar a cabo las funciones vitales. Sin embargo, con estos dos tipos de moléculas no es suficiente para constituir un organismo vivo. Son necesarios los lípidos y los azúcares que generan energía y actúan como señalizadores, marcadores de reconocimiento y componentes estructurales. Las modificaciones postraduccionales de las proteínas con distintos tipos de azúcares explican cómo de un número relativo limitado de genes se llega a una complejidad y variedad aún mayor de la esperable en cuanto a funciones y estructuras de seres vivos.

La comprensión de la biología requiere del conocimiento del genoma, el transcriptoma y el proteoma. Además, se habla ya de metaboloma y lipidoma para hacer referencia a las moléculas que participan del flujo y señalización de la energía o que forman parte de las membranas celulares, respectivamente. A esto se le puede añadir ya la glicómica y el glicoma: la glicómica es el estudio del glicoma, el conjunto completo de azúcares que forman parte de un organismo[2]. El glicoma es a día de hoy el menos conocido de estos sistemas. Ya se ha llamado al glicoma como "la tercera revolución de la evolución" (siendo el genoma la primera y el proteoma la segunda) [3]. La glicosilación y el glicoma son tan esenciales para la vida como lo son el genoma y el proteoma y la transcripción y la traducción.

Los glicanos se componen de una unidad básica fundamental: los monosacáridos. Un monosacárido es un hidrato de carbono que no puede ser hidrolizado a una forma más simple. Son compuestos con enlaces carbonilo (aldehído o cetona) que además tienen varios grupos hidroxilo. En la tabla 1 se detallan los tipos de monosacáridos existentes y algunos ejemplos [4].El glicoma humano está constituido fundamentalmente por 9 monosacáridos: glucosa, galactosa, manosa, N-acetilglucosamina, N-acetilgalactosamina, fucosa, xilosa, ácido glucurónico y ácido N-acetilneuramínico. Más del 3% de los genes están destinados a enzimas para el control del glicoma: glicosiltransferasas, glicosidasas, enzimas relacionadas con la biosíntesis de glicanos y transportadores de azúcares [5].

Tabla 1. Tipos de monosacáridos y monosacáridos más frecuentes

Tipo	Características	Ejemplos
Aldosas	Aldehídos	
Pentosas	5 átomos de carbono	D-ribosa, D-xilosa, L-arabinosa
Hexosas	6 átomos de carbono	D-glucosa, D-manosa, D-galactosa
Cetosas	Cetonas	D-ribulosa, D-fructosa
Desoxialdosas	Sustitución de un grupo hidroxilo por un átomo de hidrógeno	2-desoxi-D-ribosa, fucosa
Aminoazúcares acetilados	Sustitución de un grupo hidroxilo por un grupo amino (con nitrógeno)	Glucosamina, galactosamina, N-acetilglucosamina, N-acetilgalactosamina
Monosacáridos ácidos	Uno o más hidroxilos han sido oxidados para dar lugar a un grupo carboxilo	Ácido ascórbico, ácido siálico, ácido glucurónico
Azúcares alcoholes	Grupo carbonilo reducido a grupo hidroxilo	Sorbitol, manitol

Las letras D y L hacen referencia a los enantiómeros de los monosacáridos. Por lo demás, los monosacáridos pueden adoptar forma de anillo - la habitual - o de cadena. Cuando los monosacáridos se unen unos a otros lo hacen en forma de enlaces glicosídicos de tipo alfa o beta. Se pueden unir múltiples monosacáridos unos a otros formando polisacáridos. Los mono y polisacáridos se pueden unir también a otras moléculas formando glicoconjugados como glicolípidos o glicoproteínas. Además de los monosacáridos reflejados en la tabla, los grupos hidroxilo también pueden sufrir otras modificaciones como fosforilación, sulfación, metilación, O-acetilación o acilación grasa. Los grupos amino de los aminoazúcares suelen estar acetilados, aunque se pueden sulfatar. Los grupos carboxilo pueden sufrir lactonización o lactamización. Todo esto deriva en una complejidad y variedad de moléculas difícil de concebir. Sólo los tipos de enlaces de los azúcares justificarían la variedad. Mientras que 3 nucléotidos o 3 aminoácidos sólo pueden formar 3 trímeros distintos, 3 hexosas distintas pueden producir entre 1056 y 27648 trisacáridos únicos por todos los distintos tipos de enlaces en diversas posiciones[1].

Es por esto que se ha establecido la analogía de que los glicanos son la "materia oscura" de la biología: un componente enorme y crítico que aún no se ha incorporado al modelo estándar de la biología en toda su extensión. Su rol fundamental en la vida hace que en 3000 millones de años de historia evolutiva de la célula, no hay ninguna que no las necesite para múltiples funciones. Todas las células están recubiertas por un denso "bosque" de glicanos. Además este "bosque" es específico del taxón, de la especie e incluso del tipo celular.

Tabla 2. Funciones de los glicanos

Funciones estructurales y modulatorias	Reconocimiento interespecífico
Estructura física	Adhesinas bacterianas, fúngicas, parasitarias
Protección y elasticidad tisular	Aglutininas virales
Hidrosolubilidad de macromoléculas	Toxinas de bacterias y plantas
Lubricación	Proteínas solubles del huésped que reconocen patógenos
Expulsión de patógenos	Glicosidasas de patógenos
Barreras de difusión	"Señuelos" del huésped para patógenos
Plegamiento de glicoproteínas	Inmunidad de rebaño
Protección contra proteasas	Patrones moleculares asociados a patógenos
Modulación de señalización de receptores de membrana	Modulación inmune del huésped por simbiontes/parásitos
Organización de membranas	Reconocimiento, captación y procesamiento de antígenos
Modulación de función y organización de receptores transmembrana	Reconocimiento de dianas glicídicas por bacteriófagos
Acción antiadherente	
Funciones de depósito	**Reconocimiento intraespecífico**
Almacenamiento de nutrientes	Plegamiento y degradación intracelular de glicoproteínas
Generación de gradientes	Tráfico intracelular de glicoproteínas
Organización de matriz extracelular	Desencadenamiento de endo- y fagocitosis
Protección contra reconocimiento inmune	Señalización intercelular
Ramificación de glicoproteínas	Adhesión intercelular
Redes de glicanos y lectinas en superficies celulares	Interacciones célula - matriz
Enmascaramiento o modificación de ligandos para glicoproteínas	Fertilización y reproducción
Modulación de rangos de función	Aclaramiento de células y glicoconjugados dañados
Alternancia funcional de moléculas	Receptores de aclaramiento
Modificación epigenética de histonas	DAMP
	SAMP
Mimetismo molecular	Epítopos antigénicos
Evolución convergente de glicanos host-like	Xeno-autoantígenos
Incorporación de azúcares exógenos	

Los glicanos son particularmente subsidiarios del efecto Reina Roja. El efecto Reina Roja es una hipótesis evolutiva que describe la necesaria adaptación continua de las especies solo para mantener el *statu quo* (estado del momento actual) con su entorno. Este término viene de la novela *Alicia a través del espejo*, donde los habitantes del país de la Reina Roja deben correr lo más rápido que puedan solo para permanecer donde están. Los glicanos permiten realizar cambios sutiles a través de reacciones de glicosilación de las proteínas sin comprometer demasiado su estructura ni función: es un modo de defensa dinámica contra patógenos[2].

Los glicanos tienen múltiples funciones en los organismos vivos de tipo estructural y modulatorio, de reconocimiento interespecífico o intraespecífica. También pueden participar de procesos de mimetismo molecular. En la tabla 2 se detallan las funciones de los glicanos sin pretender que sea una lista exhaustiva.

Neu5Gc: el azúcar no humano

Ácidos Siálicos

El "bosque de azúcares" que recubre todas las células está compuesto de forma primordial por monosacáridos formando cadenas que se unen a proteínas dando lugar a las glicoproteínas o a lípidos para constituir los glicolípidos. En todos los animales vertebrados (y los invertebrados más evolucionados) el extremo terminal más exterior de la cadena suele ser una molécula de ácido siálico. Un ácido siálico es un monosacárido de 9 átomos de carbono. También se le llama N-acetilneuramínico: por un lado es un aminoazúcar acetilado pero además tiene un grupo carboxilo. En realidad forman parte de una familia de monosacáridos llamada ácidos nonulosónicos, que también se encuentran en *Eubacterias* y *Archaea*[6,7].

Los ácidos siálicos son fundamentales para el reconocimiento entre glicanos y proteínas, entre distintas células y entre células y patógenos. Además, al ser tan abundantes en el recubrimiento celular, también ejercen sus funciones por su carga negativa, como interacciones celulares de tipo repulsión, estabilización de proteínas, unión a iones y transporte de iones. Adicionalmente son los glicanos que más rápidamente pueden evolucionar.

En 1936 se aisló un ácido siálico por vez primera, fue extraído por Gunnar Blix de las mucinas de la saliva. El nombre "ácido siálico" deriva del griego "sialos". De forma independiente Ernst Klenk descubrió un ácido siálico en los glicolípidos cerebrales en 1941 y de allí que lo llamara "ácido neuramínico". Cuando se vio que eran la misma molécula, ya se utilizaban las dos denominaciones que persisten a día de hoy.

Hay muchos tipos de ácidos nonulosónicos. Dentro de ellos se conocen hasta 50 tipos distintos de ácidos siálicos. Todos son estructuras parecidas en las que la variación se sitúa en el átomo de carbono C-5. Ejemplos de ácidos nonulosónicos no siálicos son el ácido legionamínico

(Leg) en el lipopolisacárido de *Legionella pneumophila*, o el ácido pseudamínico (Pse) de *Pseudomonas aeruginosa*.

Neu5Gc y su pérdida en el Sialoma Humano

Los dos ácidos siálicos que encontramos en los deuterostomos en general y por lo tanto en los vertebrados son el ácido 5-N-acetilneuramínico y el ácido 5-N-glicolilneuramínico, o de forma abreviada Neu5Ac y Neu5Gc. El Neu5Ac es el ácido siálico presente en todos los vertebrados. El Neu5Gc se sintetiza por hidroxilación del Neu5Ac. Esta hidroxilación se lleva a cabo por la enzima CMAH (citidinamonofosfato-N-acetilneuramínico hidroxilasa; figura 1).

Figura 1. Neu5Ac, CMAH y Neu5Gc

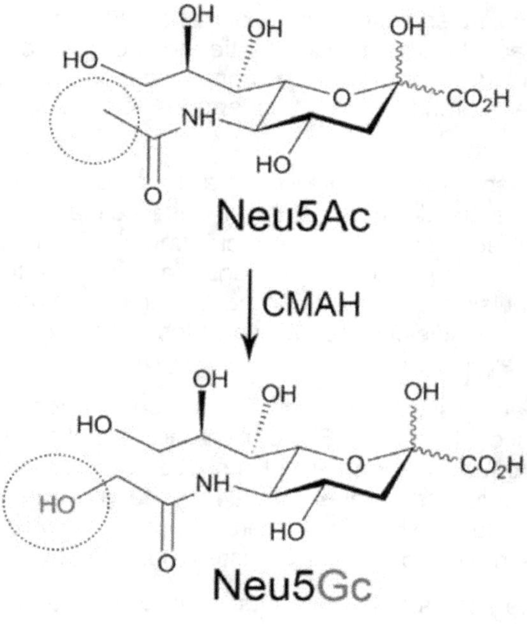

Esta hidroxilasa está presente en la mayoría de los mamíferos y en algunos peces, anfibios y equinodermos. Entre los mamíferos hay unas pocas excepciones y el ser humano es una de ellas. Las especies que no tienen una copia funcional de este gen no disponen de Neu5Gc de forma natural en la cubierta de sus células. Otros mamíferos que tampoco tienen Neu5Gc porque tienen un pseudogen CMAH mutado son los monos del Nuevo Mundo, la morsa del Pacífico, el hurón, el cachalote y el ornitorrinco. Hay otros mamíferos que no tienen el pseudogen y presentan una ausencia total de CMAH: el erizo europeo, la foca de Weddell, el murciélago nasofoliado del Himalaya, el murciélago grande de herradura, otros murciélagos vespertiliónidos y el ciervo de cola blanca. Algunos de los mecanismos mutacionales son similares entre las diversas especies[8]. Sin embargo, aún no se han estudiado por razones obvias todas las especies animales para saber si tienen o no Neu5Gc.

En realidad, CMAH y por lo tanto Neu5Gc aparecieron durante la expansión cámbrica[6].Las especies animales que han perdido la enzima posteriormente no la han vuelto a recuperar. El hecho de que ni aves ni reptiles (salvo el anolis verde, una especie de pequeño lagarto) tengan Neu5Gc hace pensar que perdieron CMAH hace muchos decenas de millones de años, por lo que los dinosaurios tampoco tendrían este gen. Entre los anfibios hay algunas ranas que sí lo tienen.

En el ser humano la mutación que impide la producción de Neu5Gc consiste en la deleción de un segmento del genoma que incluye un fragmento de 92 pares de bases del exón 6 del gen de la CMAH. Parece ser que esta deleción se produjo como efecto colateral del reemplazamiento de un elemento de tipo transposón Alu por un elemento Alu específico del ser humano.¿Y por qué esta mutación se ha mantenido en todos los humanos? Se considera que probablemente tuvo que ver con un evento evolutivo tipo "cuello de botella". Una de las teorías más aceptadas es que esta mutación se produjo hace entre 1 y 3 millones de años. En aquella época los homínidos se veían afectados por varias especies de *Plasmodium*, incluyendo *P. reichenowi*, que utiliza Neu5Gc de sustrato para infectar los eritrocitos. Esta mutación con la consecuente pérdida de Neu5Gc supuso una ventaja evolutiva para no infectarse por ese tipo de malaria. Además, en todos los humanos hay de forma natural anticuerpos anti-Neu5Gc lo que hace que se considere que la fijación de la mutación se produjo por un mecanismo inmune. Las Hominina hembra con la mutación y por lo tanto sin Neu5Gc de forma natural en sus membranas celulares tendrían anticuerpos anti-Neu5Gc en su tracto genital, atacando a los espermatozoides de los varones que aún no hubieran mutado. Desde entonces todos los seres del género *Homo* somos portadores de esta mutación. Se sabe - por técnicas de extracción de ácidos siálicos de restos fósiles y por métodos de investigación genómica - que el momento aproximado de la mutación fue en la época de los australopitecinos, justo antes de la aparición del género *Homo*. Este cambio coincidió además con cambios evolutivos importantes de los homininos, como el paso de las selvas a la sabana, la adaptación biomecánica hacia la bipedestación, el aumento del consumo de otros animales, el aumento del tamaño del cuerpo y el cerebro, y el desarrollo de herramientas de piedra Olduvayenses[7,9].

Consecuencias de la pérdida de Neu5Gc en el Humano

En realidad carecer de Neu5Gc tiene su contrapartida negativa y el disponer en nuestras membranas celulares de forma natural solamente de Neu5Ac supone un desequilibrio del sialoma. Esto nos hace más susceptibles a algunas enfermedades infecciosas como por ejemplo la fiebre tifoidea o el virus de la gripe humana. Y aunque el ser humano se librara de *P. reichenowi*, que infecta a los hematíes entrando gracias a Neu5Gc, posteriormente evolucionó para dar lugar a *P. falciparum* que tiene mayor afinidad por Neu5Ac. De hecho, la mayoría de las enzimas tipo sialidasa o neuraminadasa de virus u otros patógenos tienen preferencia por sustratos Neu5Ac en lugar de Neu5Gc, lo que se postula como causa para un aumento de la susceptibilidad a las infecciones[10-13].

Adicionalmente hay toda una serie de consecuencias biológicas y fisiológicas derivadas de la mutación y la pérdida de la capacidad de producir Neu5Gc de forma natural. Algunas de estas consecuencias se han observado en ratones genéticamente modificados para tener un genotipo CMAH negativo. La disrupción de la actividad de CMAH altera el metabolismo redox, con una mayor exposición a daño oxidativo: este mecanismo se considera que puede estar detrás de la degeneración del oído interno y de la pérdida de audición asociada a la edad. En la piel se ha comprobado que está relacionada con un retraso en la curación de heridas. También aumenta la susceptibilidad a ciertos tipos de distrofia muscular y a la resistencia a la insulina. Los comentados son solo algunos de los efectos de la pérdida de Neu5Gc en la especie humana, pero se postulan otros muchos que están en investigación[9].

Quizá el aspecto que más se ha estudiado en los últimos años y sobre el que más se publica es la acción de Neu5Gc como un xenoantígeno y causante de xenosialitis e inflamación. El ser humano desde hace millones de años no produce Neu5Gc y sin embargo prácticamente el 100% de los seres humanos tiene anticuerpos anti-Neu5Gc, por mecanismos no del todo dilucidados pero que tiene que ver en parte con la acción de la microbiota intestinal sobre los ácidos siálicos. Además, en realidad nuestras células sí están recubiertas parcialmente por ácidos siálicos Neu5Gc incorporado a través de la ingesta de carne "roja" (de mamíferos) y lácteos, que contienen grandes cantidades de Neu5Gc[14]. Las aves y el pescado tienen poco o nada de Neu5Gc (con la excepción del caviar). Cuando se ingieren alimentos ricos en Neu5Gc, éste se absorbe y se puede incorporar a múltiples tejidos, ocupando el lugar que le corresponde a Neu5Ac: son tan similares que se puede aprovechar para las mismas funciones. Por lo tanto, un azúcar que ya no es humano pasa a formar parte del recubrimiento de las células del organismo. Esto aumenta la producción de anticuerpos anti-Neu5Gc y puede dar lugar a una xenosialitis, una respuesta inmune a un azúcar externo y extraño pero metabólicamente tolerado. Esta inmunidad está mediada también por el sistema del complemento[7,13,15,16].También la microbiota intestinal puede contribuir a la incorporación de Neu5Gc al sialoma humano, además de participar en la estimulación de la producción de anticuerpos anti-Neu5Gc.

Figura 1. Modelo explicativo etiopatogénico de la patología relacionada con la incorporación de Neu5Gc en el sialoma humano (modificado de Samraj [16])

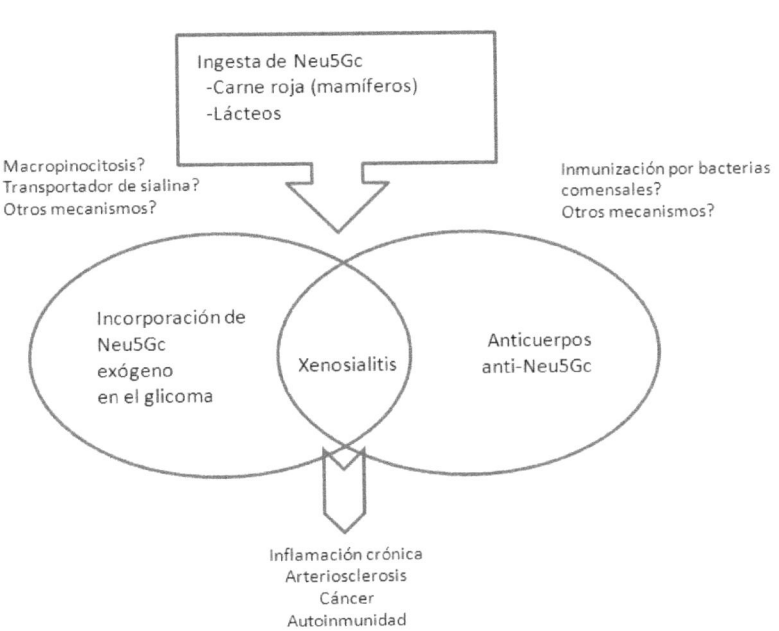

La primera vez que se describió una patología relacionada con Neu5Gc fue cuando se inyectó suero equino en humanos, produciéndose la enfermedad del suero. A los anticuerpos responsables de este cuadro se les llamó "anticuerpos Hanganutziu-Deicher". Actualmente sabemos que eran anticuerpos anti-Neu5Gc respondiendo al Neu5Gc equino. Este fenómeno inmunitario es uno de los obstáculos para los xenotrasplantes. Además, ya hay múltiple evidencia de la presencia de Neu5Gc en tejidos tumorales malignos de múltiples órganos. Cuanto más agresivo y metastásico es un tumor, más cantidad de Neu5Gc aparece en sus membranas celulares. En general la glicosilación aberrante es un fenómeno común a las neoplasias malignas. La relación entre el cáncer y la carne roja se considera que reside en gran parte en esta xenosialitis. Ya se ha comprobado cómo los anticuerpos anti-Neu5Gc, presentes en mayor medida en las personas que más Neu5Gc ingieren, promueven el crecimiento tumoral y la inflamación procarcinogénica, aunque hay algún estudio que indica que estos anticuerpos pudieran, en cierta cantidad, tener un efecto hormético antitumoral[7,14–18].

La autoinmunidad también se ha relacionado con la incorporación de Neu5Gc a las membranas celulares. Las células del sistema inmune tanto innato como adaptativo son extraordinariamente ricas en ácido siálico en su superficie. Un linfocito puede contener en su glicocálix más de 100 mM de ácido siálico. Los Siglec son "Sialic acid binding immunoglobulin-like lectins", es decir, lectinas parecidas a inmunoglobulinas que se unen a ácidos siálicos. No son glicoproteínas, que están constituidas por azúcares, sino que son moléculas que reconocen azúcares. Los mamíferos tienen 14 tipos distintos de Siglec conocidos. Son moléculas fundamentales para la adhesión y la señalización intercelular entre otras funciones. Los Siglec y los ácidos siálicos tienen mucho que ver con el reconocimiento de lo que es "propio". La pérdida de Neu5Gc cambió el sialoma "propio" del ser humano. La incorporación de un ácido siálico extraño en los Siglec y en las glicoproteínas propicia el aumento de la producción de anticuerpos anti-Neu5Gc. De esta forma el Neu5Gc acaba actuando como un xenoantígeno y favoreciendo fenómenos de mimetismo molecular. Ya se han identificado patologías autoinmunes muy relacionadas con la xenosialitis, la incorporación de Neu5Gc en el sialoma y la producción de anticuerpos anti-Neu5Gc. Se trataría en realidad de cuadros no de autoinmunidad sino de "xeno-autoinmunidad", puesto que lo que realmente ataca el sistema inmune es el azúcar extraño incorporado a las células. Ejemplos de patologías donde hay aumento de los niveles de anticuerpos antiNeu5Gc son la tiroiditis de Hashimoto y la artritis reumatoide. Curiosamente, en la enfermedad de Graves lo que se detecta es un aumento de anticuerpos anti-Gal, otro azúcar no humano. También en la arteriosclerosis existen fenómenos de alteración del sistema redox, de inflamación y de xenosialitis[9,13,19,20]. Otro problema añadido de tapizar nuestras células con Neu5Gc es que se facilita la entrada de patógenos que precisan Neu5Gc para producir infección y que no deberían afectarnos de forma natural. Un ejemplo bien descrito es el síndrome hemolítico urémico producido por *E. coli* productora de toxina

Shiga: la citotoxina subtilasa (SubAB) tiene fuerte preferencia por Neu5G. También las infecciones de orina por *E. coli* se pueden producir por cepas de *E. coli* "no humanas" que en condiciones de ausencia de Neu5Gc no podrían producir infección clínica [21].

La recomendación de reducir la ingesta de carne roja a una vez por semana y las asociaciones epidemiológicas del consumo excesivo de carne con el cáncer, la aterosclerosis y las enfermedades autoinmunes cobran todo su sentido a la luz de la evolución del sialoma humano. La buena noticia es que como otras moléculas, también Neu5Gc está sometido a un proceso de *turnover* y reciclaje. Si se deja de ingerir carne roja y lácteos, el sialoma del individuo se puede recuperar a su estado natural y eliminar el Neu5Gc en gran parte. Las aves, la mayoría de los peces, moluscos y crustáceos de consumo humano y todos los vegetales (con la excepción del maíz) están libres de Neu5Gc. En la tabla 3 se detallan los porcentajes y contenidos de Neu5Gc de diversos alimentos[14,22–24].

Neu5Gc y cerebro humano: ¿La gran diferencia?

Un aspecto importante del sialoma cuyo significado no se entiende bien aún es el hecho de que los animales que naturalmente tienen Neu5Gc en su sialoma no expresan este ácido siálico en su sistema nervioso central: supone menos del 2% del contenido del ácido siálico de los cerebros de los mamíferos. Esto genera la hipótesis de que quizá el Neu5Gc, que a fin de cuentas es evolutivamente un azúcar más tardío que Neu5Ac, quizá tenga algún tipo de efecto tóxico en el cerebro. Por otro lado, Neu5Gc es la gran diferencia entre el ser humano y los grandes primates. ¿Puede ser ésta la diferencia que permitió, entre otros fenómenos, la explosión del desarrollo intelectual del ser humano? Sin duda la inteligencia humana surgió como un polifenómeno multicausal, pero si Neu5Gc de alguna forma es tóxico para las neuronas, quizá su eliminación completa en un momento crítico de la historia evolutiva de Homo supuso una ventaja, no solo desde el punto de vista de evitar algún patógeno[22,25].

Gal y anti-Gal

Además del Neu5Gc, de forma natural el ser humano y los grandes primates y los monos del Viejo Mundo carecemos de otro azúcar en nuestro glicocálix. Hace uno 20 o 30 millones de años se inactivó el gen de la alfa-1,3-galactosiltransferasa. Esta enzima sintetiza epítopos alfa-Gal de glicoproteínas (galactosa-alfa-1,3-galactosa). De forma natural los seres humanos tenemos anticuerpos anti-Gal, que de hecho suponen el 1% de todas nuestras inmunoglobulinas, siendo el anticuerpo natural más abundante en el ser humano. Puede ser causa de alergia mediada por IgE a carne de mamífero sobre todo en presencia de algunos cofactores ambientales. También se ha visto su relación con patología de sustrato autoinmune como la enfermedad de Graves o las reacciones *autoinmune - like* que aparecen en ocasiones en el Chagas. Ya hay también postulados de su posible aplicación en terapéutica, por ejemplo inyectando alfa-Gal en tumores para inducir una respuesta inmune antitumoral anti-Gal[20,26].

Tabla 3. Contenido de Neu5Gc en alimentos de origen animal.

Alimento	% Neu5Gc	Contenido en ácido siálico, mg/g	Contenido en Neu5Gc mg/g	Tamaño de porción, g	Porciones al día	Peso total, g/día	Ingesta diaria de Neu5Gc, mg
Bacalao	<0.1	40	<0.04	90	3	270	<11
Salmón	<0.1 – 3.5	49	1.47	90	3	270	<11 - 397
Atún	<0.1	32	<0.032	90	3	270	<9
Pollo	<0.1	76	<0.076	90	3	270	<21
Pavo	<0.1- 0.6	46	<0.046	90	3	270	<12 - 75
Pato	<0.1	20	<0.02	90	3	270	<5
Lecha de vaca (2%)	3	258	7.74	237	2	474	3,668
Mantequilla	3	40	1.2	5	3	15	18
Queso de vaca	4	160	6.4	50	3	150	960
Queso de cabra	42	95	39.9	44	3	132	5,267
Cordero	18	101	18.2	90	3	270	4,914
Cerdo	19	134	25.5	90	3	270	6,885
Ternera	31-43	70	30.1	90	3	270	5,859- 8,127

Conclusión

El apasionante campo de la glicobiología tiene múltiples aspectos para su investigación. La evolución humana y la del resto de las especies ha venido marcada por eventos que han modificado el glicoma de forma significativa, con consecuencias que solamente se comienzan a vislumbrar con cada nuevo descubrimiento. Las aplicaciones en la práctica clínica para la comprensión de la fisiopatología de diversas enfermedades y para posibles avances en el tratamiento de éstas solamente están en sus inicios. El siglo XXI será en parte el siglo de la glicobiología.

Referencias

1. Varki A, Kornfeld S. Historical Background and Overview. In: Essentials of Glycobiology . 3rd ed. Cold Spring Harbor Laboratory Press; 2017.
2. Varki A. Biological roles of glycans. Glycobiology 2017;27:3–49.
3. Lauc G, Krištić J, Zoldoš V. Glycans - the third revolution in evolution. Front Genet 2014;5:145.
4. Koolman, Röhm. Bioquímica Humana. 4a. Madrid: Editorial Médica Panamericana; 2012.
5. Schnaar RL. Glycans and glycan-binding proteins in immune regulation: a concise introduction to glycobiology for the allergist. J Allergy Clin Immunol 2015;135:609–15.
6. Varki A, Schnaar RL, Schauer R. Sialic Acids and Other Nonulcsonic Acids. In: A V, RD C, JD E, editors. Essentials of Glycobiology . 3rd ed. Cold Spring Harbor: Cold Spring Harbor Laboratory Press; 2017.
7. Varki A. Uniquely human evolution of sialic acid genetics and biology. PNAS 2010;107(suppl. 2):8939–46.
8. Peri S, Kulkarni A, Feyertag F, Berninsone PM, Alvarez-Ponce D. Phylogenetic distribution of CMP-Neu5Ac hydroxylase (CMAH), the enzyme synthetizing the pro-inflammatory human xeno-antigen Neu5Gc. Genome Biol Evol. 2017.
9. Okerblom J, Varki A. Biochemical, Cellular, Physiological, and Pathological Consequences of Human Loss of N-Glycolylneuraminic Acid. ChemBioChem 2017;18:1155–71.
10. Galili U. Natural anti-carbohydrate antibodies contributing to evolutionary survival of primates in viral epidemics? Glycobiology 2016;26:1140–50.
11. Springer SA, Diaz SL, Gagneux P. Parallel evolution of a self-signal: humans and new world monkeys independently lost the cell surface sugar Neu5Gc. Immunogenetics 2014;6611:671–4.
12. Bochner BS, Zimmermann N. Role of siglecs and related glycan-binding proteins in immune responses and immunoregulation. J Allergy Clin Immunol 2015;135:598–608.
13. Alisson-Silva F, Kawanishi K, Varki A. Molecular Aspects of Medicine Human risk of diseases associated with red meat intake: Analysis of current theories and proposed role for metabolic incorporation of a non-human sialic acid. Mol Aspects Med 2016;51:16–30.
14. Samraj AN, Pearce OMT, Läubli H, Crittenden AN, Bergfeld AK, Banda K. A red meat-derived glycan promotes inflammation and cancer progression. PNAS 2015;112:542–7.

15. Alisson-silva F, Kawanishi K, Varki A. Human risk of diseases associated with red meat intake: Analysis of current theories and proposed role for metabolic incorporation of a non-human sialic acid. Mol Aspects Med 2016;1:1–15.
16. Samraj AN, Läubli H, Varki N, Varki A. Involvement of a non-human sialic acid in human cancer. Front Oncol 2014;4:33.
17. Pearce OMT, Läubli H. Sialic acids in cancer biology and immunity. Glycobiology 2016;26:111–28.
18. Amon R, Reuven E, Ben-Arye S, Padler-Karavani V. Glycans in immune recognition and response. Carbohydr Res 2014;389:115–22.
19. Varki A. Are humans prone to autoimmunity ? Implications from evolutionary changes in hominin sialic acid biology. J Autoimmun 2017;83:134–42.
20. Galili U. Anti-Gal: an abundant human natural antibody of multiple pathogeneses and clinical benefits. Immunology 2013;140:1–11.
21. Löfling JC, Paton AW, Varki NM, Paton JC, Varki A. A dietary non-human sialic acid may facilitate hemolytic-uremic syndrome. Kidney Int 2009; 76:140–4.
22. Wang B. Sialic Acid Is an Essential Nutrient for Brain Development and Cognition. Annu Rev Nutr 2009;29:177–222.
23. Bergfeld AK, Lawrence R, Diaz SL, Pearce OMT, Ghaderi D, Gagneux P, et al. N -glycolyl groups of nonhuman chondroitin sulfates survive in ancient fossils. Proc Natl Acad Sci 2017;114:E8155–64.
24. Bergfeld AK, Pearce OMT, Diaz SL, Pham T, Varki A. Metabolism of vertebrate amino sugars with N-glycolyl groups: elucidating the intracellular fate of the non-human sialic acid N-glycolylneuraminic acid. J Biol Chem 2012 ;287:28865–81
25. Davies LRL, Varki A. Why Is N-Glycolylneuraminic Acid Rare in the Vertebrate Brain? Top Curr Chem . 2015 ;366:31–54.
26. Apostolovic D, Tran TAT, Starkhammar M, Sánchez-Vidaurre S, Hamsten C, Van Hage M. The red meat allergy syndrome in Sweden. Allergo J Int 2016;25:49–54.

Plausibilidad evolutiva de la inmunoterapia específica en Alergia

Alvaro Daschner

Resumen

La inmunoterapia específica ha sido instaurada en sus diferentes formas de administración desde hace décadas para el abordaje terapéutico de las enfermedades alérgicas. En este trabajo se ofrece una visión evolucionista de la respuesta inmunitaria frente a antígenos con los que tenemos contacto habitualmente. Se describe como la tolerancia a agentes ubicuitarios como los alimentos no es simplemente una ausencia de reactividad, sino más bien una respuesta activa reguladora, en la que las fuerzas de carácter anti-inflamatorio inhiben la respuesta específica efectora también presente. La teoría de la discontinuidad propone que una respuesta inmune efectora tiene más sentido biológico cuando existe una diferencia antigénica en un contexto temporal determinado, lo que explicaría su utilidad biológica en caso de infecciones agudas, en las que el contacto con antígenos es rápidamente creciente. Del mismo modo explicaría la tolerancia de antígenos con los que tenemos contacto en un contexto de temporalidad más alargada o si en el tiempo se mantiene continuamente la exposición a los antígenos, tal como en las infecciones crónicas. Aplicando estas ideas para el tratamiento de las alergias se pueden postular dinámicas diferenciadas de exposición controlada a alérgenos con dosificaciones determinadas. En este sentido los estudios inmunológicos han demostrado la inducción de una respuesta anti-inflamatoria específica cuando se administra la inmunoterapia en escenarios de administración muy rápida de dosis altas o de dosis crecientes de alérgeno de forma progresiva. Por lo tanto, en un gradiente, que incluye una función de velocidad e intensidad de la exposición al antígeno, las características anti-inflamatorias parecen aparecer tanto al comienzo como al final, mientras que las respuestas efectoras se esperan en un escenario intermedio.

Introducción: Fight or flight, estrés y respuesta inmune hacía posibles peligros

El concepto de "*fight or flight*" (Reacción de lucha o huida) fue acuñado por Walter Bradford Cannon a principios del siglo pasado y describe una reacción, en la que tienen un importante papel las catecolaminas como la adrenalina que prepara al individuo para luchar o huir. Se trata de una emergencia que también se denomina respuesta de estrés agudo y se pone en marcha ante la percepción de un daño o ataque [1].

Previamente Claude Bernard había introducido la idea del "*milieu interieur*" (medio interno) y propuesto la idea que las funciones fisiológicas o procesos vitales tuvieran como objetivo mantener el *milieu interieur* mediante reacciones compensatorias ante cualquier cambio inducido por fuerzas externas [2], lo que posteriormente fue llamado por W.B. Cannon la homeostasia o homeóstasis.

Mientras que C. Bernard tuvo su mérito al introducir la idea del porqué de las reacciones de compensación, W.B. Cannon fue quien buscó y explicó los mecanismos.

Hans Selye es quien más adelante popularizó el concepto de *stress* (estrés) y describió el síndrome de adaptación general, en el que la reacción de *fight or flight* correspondería a la primera de las etapas descritas como "Reacción de alarma".

La segunda etapa de adaptación se corresponde a la resistencia al estresor, el agente que inicialmente ha supuesto una percepción de peligro y puesto en marcha una reacción de alarma. Si esta fase finalmente se prolonga demasiado, claudican los sistemas de adaptación y da lugar a la tercera etapa correspondiente al agotamiento [3].

Para ir buscando el papel de los mecanismos de tolerancia es necesario intentar comprender la relación entre la reacción de estrés y el sistema inmunitario.

La definición general de sistema inmunitario de Wikipedia dice: *el sistema inmunitario es aquel conjunto de estructuras y procesos biológicos en el interior de un* organismo que le permiten mantener la homeostasis o equilibrio interno frente a agresiones externas, ya sean de naturaleza biológica (agentes patógenos) o físico-química (como contaminantes o radiaciones), e internas (por ejemplo, células cancerosos). Así se observa que en la reacción de fight or flight se estudian y describen primordialmente los sistema neurológico y endocrinológico frente a posibles agentes peligrosos externos, mientras que el sistema inmunitario debe proteger de posibles patógenos o agentes nocivos de menor tamaño, pone en marcha mecanismos de reparación o cicatrización de heridas y también tiene un cierto papel en la vigilancia sobre tumores [4].

La relación entre el estrés y la respuesta inmune ha sido estudiada en diferentes contextos. En la idea popular el estrés en una mala prensa estaría relacionado sobre todo con la aparición de alergias, infecciones o cáncer. Sin embargo es importante diferenciar el estrés agudo y el estrés crónico. Hoy en día se consideran dos tipos de estrés: eustrés y distrés, siendo el primero el que evolutivamente es beneficioso y de corta duración y el segundo el que es pernicioso por su prolongación en el tiempo o por que se produce ante un estímulo no peligroso realmente. F.S. Dhabhar argumenta que no tiene sentido que ante un estrés agudo, desencadenado por un agente externo potencialmente peligroso, la historia evolutiva haya permitido que se mantenga una disminución de la capacidad inmunitaria. Como ejemplo, una posible agresión por un animal o un traumatismo por accidente se asociarían a una alta probabilidad de heridas y riesgo de infecciones. Ya que el cometido del sistema inmunitario no es solo la protección frente a patógenos, sino también la puesta en marcha de reconstrucción de los tejidos, se esperaría más bien un aumento de la capacidad de defensa inmunitaria [5].

Por el contrario existe evidencia que ante una reacción alérgica ya en curso o un fenómeno de autoinmunidad, éstos podrían verse aumentados en intensidad o prolongarse [6, 7]. En este contexto hay que destacar que ya hay una respuesta inflamatoria basal que lleva a los fenómenos de alergia o autoinmunidad.

Los retos del sistema inmunitario

La defensa

El conocimiento sobre los mecanismos de defensa inmunitaria frente a agentes nocivos ha aumentado con rapidez en las últimas décadas, sin embargo se ha ido manteniendo por más tiempo el enigma sobre cuál sería el mecanismo mediante el que el sistema inmunitario sería capaz de simultanear la defensa de agentes peligrosos y una tarea de tolerancia de antígenos inocuos de toda índole, incluido los alimentos o la microbiota. Recientemente se ha postulado incluso el posible papel activo del sistema inmunitario adaptativo en la promoción de los micro-organismos beneficiosos en el organismo hospedador [8, 9].

Las hipótesis sobre el método usado para tal fin han ido cambiando durante el último medio siglo. Habíamos aprendido inicialmente que el sistema inmune va diferenciando lo propio y lo no-propio [10]. El conjunto de superficie de piel, mucosas gastro-intestinal, genitourinaria y respiratoria nos separa del mundo externo con grandes superficies. Esta idea parecía inicialmente intuitiva, cuando a los microbios y parásitos se les consideraba generalmente como "peligro" y a los que había que atacar. Sin embargo, antígenos como los alimentos o la microbiota hay que tolerarlos o ignorarlos y no se consideraba inicialmente como "propio".

En un segundo intento de modelo se propuso que el sistema inmunitario debería diferenciar lo "no-propio infeccioso", equivalentes a los patógenos y lo "propio no-infeccioso", de tal forma que la microbiota se debería considerar como propio con el fin de tolerar, ignorar o promover [11].

Este esquema sin embargo no explicaría los fenómenos autoinmunes, en los que el sistema inmunitario ataca a sus propias células o proteínas propias no-infecciosas. De esta forma surgió un nuevo concepto denominado **el modelo del peligro**, según el cual se desencadenaría una respuesta inmune efectora cuando los receptores del sistema inmune innato son estimulados por ligandos de peligro, bien en respuesta a infecciones o a traumatismos [12]. Ello se traduce en que el reconocimiento prioritario no es una molécula concreta del patógeno o el agente nocivo, si no el daño que produce y que estaría asociado con la producción de patrones moleculares asociados a daño.

Una propuesta más avanzada que se deriva de esta idea se describe como la inmunidad desencadenada por los efectos (Effector-Triggered Immunity). Como insinúa el nombre, la vigilancia inmunitaria incluiría sensores que se activarían ante el reconocimiento más bien de perturbaciones de las células inducidas por toxinas bacterianas u otros efectores, pero no de la presencia directa de estas toxinas [13].

Inflamación y regulación

Otro reto del sistema inmunitario es conseguir una buena coordinación temporal de la respuesta inflamatoria activa y su terminación en el momento adecuado. Es relativamente nueva la noción que ante la terminación de la respuesta inmune no observamos simplemente un cese de su actividad pro-inflamatoria. Más bien se observa un mecanismo activo [6]. Ante un peligro como la presencia de patógenos o una herida, que a su vez se asocia frecuentemente a la presencia de microorganismos o señales de peligro internas, el sistema inmunitario se pone en marcha. Mediante el mecanismo de inflamación, resultante de la acumulación y activación de una serie de células efectoras y mediadores, no solo consigue en el mejor caso la eliminación de los peligros, sino que debe de poner en marcha la restauración del sistema al estadio previo, equivalente a la homeostasis y ello incluye el cese de la actividad inflamatoria.

Si la inflamación se prolonga demasiado o es demasiado intensa en el afán de combatir el peligro, provocará que sea el propio sistema inmunitario quién perpetúe y cause la enfermedad, que puede desarrollarse de forma alérgica, autoinmune, etc. Con esta información queda patente que debe existir no solo un equilibrio, sino también una coordinación temporal entre las fuerzas pro-y anti-inflamatorias, o a nivel celular entre las células efectoras y células reguladoras.

Tolerancia inmunitaria

La tolerancia inmunitaria se define como la ausencia de respuesta efectora (específica) del sistema inmunitario frente a un antígeno. Es necesaria, ya que no podemos permitir que antígenos beneficiosos en los alimentos o la propia microbiota sean atacados por el sistema inmune, pero una segunda función es precisamente la evitación de daño tisular cuando la inflamación es prolongada y el mecanismo regulador ayuda en la terminación de la misma.

Figura 1: Equilibrio entre respuesta efectora y reguladora

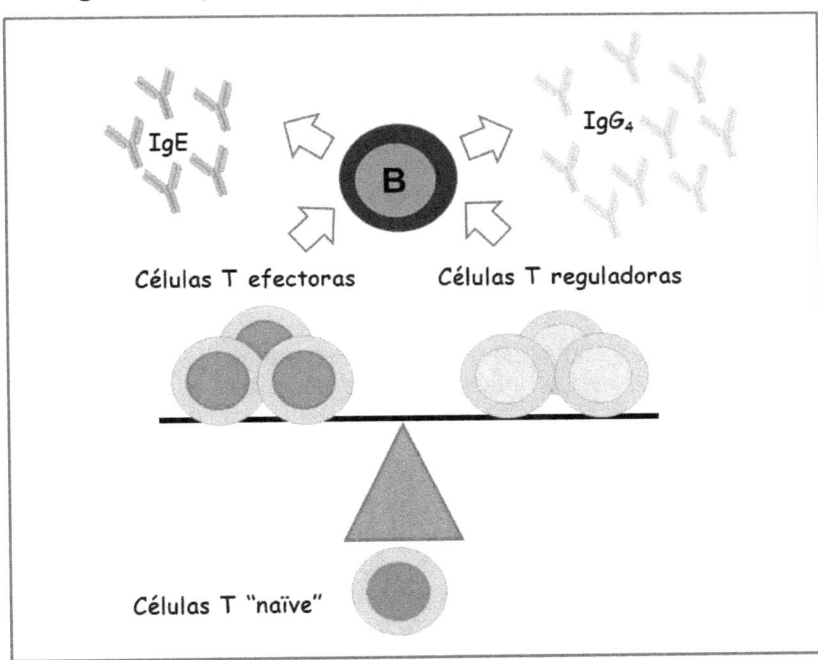

Las células T "naïve" pueden diferenciarse de forma general en células efectoras (eliminación de agentes nocivos, patógenos, inflamación, etc.) o células reguladoras (inhibición de la respuesta efectora, efecto anti-inflamatorio, etc.). En alergia las células T efectoras inducen a las células B a producir la inmunoglobulina E (efectora), mientras que las células T reguladoras inducen a la producción de la inmunoglobulina IgG_4.

Existen tres formas básicas de tolerancia frente a antígenos. Si se ha producido una célula efectora que reconoce a un antígeno, ésta puede sufrir la deleción por apoptosis y entonces no existiría célula efectora. Otro mecanismo, sobre todo de las células B productoras de inmunoglobulinas, es la edición de receptores, entonces cambiaría el receptor de forma que ya no reconoce al antígeno que se debe tolerar. También las células T pueden sufrir edición de receptores de los epítopos T.

La tercera forma de tolerancia es la anergia y se corresponde con una inactivación funcional de las células efectoras. Este conocimiento se ha estudiado sobre todo a nivel de reconocimiento de auto-antígenos, en el contexto de la tolerancia central. En ésta muy tempranamente los linfocitos son sometidos en el timo a mecanismos de tolerancia central, mediante estos tres mecanismos.

Sin embargo, las células T efectoras que finalmente llegan a la circulación pueden sufrir mecanismos de regulación o inhibición posteriormente en la periferia. Entonces los mecanismos periféricos son los encargados de compensar la regulación central previa para evitar la autoinmunidad y en otro escenario promover la tolerancia de nuevos antígenos como indicado arriba. Dado que se encuentran células específicas en la circulación, interesa sobre todo la supresión activa de estos linfocitos, que se pone en marcha cuando un subconjunto de células T específicas que se producen y se denominan células T_{reg} van a ejercer varias funciones inhibidoras/supresoras sobre la activación de una respuesta inmune específica efectora.

Debido al contacto continuado con los alimentos y la microbiota que deben ser tolerados en el intestino se ha postulado este órgano como tolerogénico, de forma que será más fácil de tolerar un antígeno con el que tengamos contacto a través del intestino. Esto se traducirá en el concepto denominado tolerancia oral [14, 15]. Según estudios experimentales, parece que la dosis de antígeno será determinante para conseguir esa tolerancia oral: únicas y altas dosis de antígeno producen con más frecuencia *anergia* o deleción clonal. Por el contrario, unas dosis bajas y repetidas producen con mayor probabilidad una supresión mediada por células T. Como en otros escenarios científicos queda sin embargo por determinar la relevancia de cada uno de estos mecanismos en la vida real o situaciones diferentes (ver figura 1).

Las células T reguladoras y el equilibrio pro-y anti-inflamatorio

Observamos que en el contexto de un sujeto no alérgico en caso de exposición a posibles aeroalérgenos, y también a alimentos, la tolerancia se produce por una dinámica activa de respuesta inmunitaria frente a antígenos externos. Entre los mecanismos de regulación o supresión de respuestas inmunitarias efectoras cabe destacar las células Treg, cuyo efecto ha sido estudiado y reconocido a distintos niveles de la respuesta inmune o inflamatoria.

Con estudios experimentales se han podido diferenciar varios tipos de células clasificadas como T reguladoras (T_{reg}), que incluyen las nT_{reg} (natural T_{reg}) producidas a nivel central, las células FOX p 3 negativas, pero que secretan la citoquina anti-inflamatoria IL-10, así como las que más interesan en el contexto de este capítulo, las T_{reg} FOX p 3 positivas.

Aquellas que se producen a nivel central (nT_{reg} del timo), son más estables en el tiempo, mientras que las que pueden ser inducidas en la periferia (iT_{reg}) se pueden re-diferenciar en un entorno inflamatorio a células efectoras.

De lo expuesto se concluye que para un buen funcionamiento del organismo y su sistema inmunitario debe prevalecer un equilibrio entre las fuerzas pro- y anti-inflamatorias, que a nivel de las células T se corresponde a un equilibrio entre células efectoras por un lado y las células T_{reg}, con el fin que no se produzca una inmunopatología, pero se mantenga una línea de defensa frente a posibles agentes nocivos [16]. Cuando no es así, existe riesgo para la aparición de enfermedad autoinmune. En un ejemplo como la enfermedad inflamatoria intestinal, se produce además un ciclo vicioso, en el que bajo un entorno local inflamatorio se hace muy difícil el establecimiento de tolerancia. Otro ejemplo importante derivado de un desequilibrio entre las fuerzas pro-y anti-inflamatorias con predominio de células efectoras sobre las células T_{reg}, son las enfermedades alérgicas.

Caja 1: Acciones reguladoras de las células T reguladoras en orden temporal de su actividad

Suprimen las células dendríticas estimuladoras
Suprimen células efectoras Th1 o Th2
Suprimen producción de IgE
Inducen la producción de otros isotipos de inmunoglobulinas
Suprimen mastocitos, basófilos o eosinófilos
Papel en el remodelado (cicatrización)

Cabe destacar las dos conclusiones fundamentales y poco intuitivas de los hallazgos: el proceso de tolerancia a antígenos con los que tenemos contacto, tal como los alimentos, es un proceso activo, no simplemente una ausencia de reactividad. De forma similar el cese de un proceso de inflamación no se produce simplemente por un cese pasivo, sino por un mecanismo activo de regulación de la inflamación.

Ahora bien, la tolerancia a antígenos de nuestro entorno puede dejar de funcionar si fallan los mecanismos de regulación. Para comprender las enfermedades inflamatorias, en las que fallan estos mecanismos, debemos investigar cuáles son los mecanismos de la pérdida de tolerancia para posteriormente diseñar estrategias de tratamiento.

Tolerancia o reacción alérgica

Los mecanismos de la reacción alérgica tienen paralelismos con otras respuestas inmunológicas. Se diferencia una primera fase de sensibilización, que corresponde a la respuesta primaria, en la que el alérgeno ocasiona por primera vez un reconocimiento inmunitario con producción de IgE específica frente al alérgeno, y la fase efectora (correspondiente a la respuesta secundaria), en la que en sucesivos contactos con los alérgenos las moléculas de IgE, circulantes y presentes sobre las células efectoras como el mastocito o el basófilo reconocen de nuevo al alérgeno y se pone en marcha la cascada de eventos moleculares que conllevan a la reacción alérgica clínica.

Existen algunos modelos que ayudan a esclarecer y comprender cómo en sujetos sanos se establecen los mecanismos de tolerancia a antígenos que no son tolerados en aquellos otros alérgicos.

Los himenópteros como las abejas y las avispas son capaces de producir en sujetos con predisposición una reacción alérgica aguda, en ocasiones severa como la anafilaxia o el choque anafiláctico. Más interesante es el hecho largamente conocido que los apicultores que son picados frecuentemente están generalmente protegidos de las reacciones alérgicas. Estos sujetos producen cantidades más elevadas de IgG4 específica frente a alérgenos de abejas, mientras que los alérgicos producen cantidades relevantes de IgE. Un estudio ha sido capaz de desvelar algunos de los mecanismos inmunológicos asociados a la tolerancia de los apicultores a la picadura. Se ha podido asociar la terminación de la estación anual con más picaduras a un aumento de la proliferación de células T tras estimulación con un alérgeno. En paralelo se disminuyó la reactividad cutánea al someter a los pacientes a la prueba cutánea con alérgeno [17]. De esta forma se ha podido demostrar que la tolerancia clínica está asociada a un estado de anergia de células T periféricas efectoras tras altas dosis de alérgeno. Es interesante apuntar que los apicultores también producen en muchos casos IgE, pero que los valores de IgG, sobre todo a expensas de IgG4, son hasta 100 veces más altos. En esta patología se había inaugurado hace décadas empíricamente una de las inmunoterapias más antiguas y eficaces, para la que ahora existe plausibilidad inmunológica, ya que mediante la administración controlada de extracto de himenóptero se intenta imitar el modelo de los apicultores en pacientes alérgicos.

Los datos epidemiológicos en relación a la tenencia de animales no están tan claros. Mientras que vivir en una granja y tener contacto con ganado parece tener un efecto protector frente a la aparición de alergias [18], hay algunos datos que apuntan que el contacto temprano (sobre todo primer año de vida) podría prevenir la alergia a los animales de compañía [19, 20]. En un estudio transversal de niños con asma se ha medido la exposición doméstica a un alérgeno mayor de gato y por otro lado la presencia de anticuerpos IgE y de otros isotipos de inmunoglobulinas. Se ha encontrado una correlación entre la exposición al alérgeno y los niveles de IgG en suero [21]. En otros escenarios se asocia frecuentemente la presencia de IgG así como sus niveles a exposición al antígeno. Sin embargo, en el caso de la IgE del subgrupo de pacientes alérgicos, la curva de correlación no fue lineal, aumentando inicialmente en correlación con la exposición al alérgeno, mientras que a exposición muy alta los niveles de IgE volvían a bajar (curva en U invertida).

En otro tercer escenario se analizaron aquellos niños que tras una etapa más o menos larga de padecer **alergia alimentaria** llegaron a tolerar los alimentos implicados. En cuanto a la alergia a proteínas de leche de vaca se compararon niños que han superado la alergia con los que mantuvieron síntomas en una prueba de provocación con la leche.

Mediante estudio de citometría de flujo se separaron las células T CD25 correspondientes a las células T reguladoras, siendo el porcentaje de las mismas más alto en niños tolerantes que en los alérgicos antes de la provocación [22]. Después de la provocación aumentó aún más este porcentaje, mientras que disminuyó levemente en los alérgicos a costa de otras células T CD4 efectoras. De ello se pudo concluir que en niños tolerantes se suprime el número relativo de células T efectoras y además que la propia provocación, es decir, el estímulo antigénico produjo una proliferación de las células T_{reg}.

La alergia respiratoria es la manifestación más frecuente de las enfermedades alérgicas y es interesante comparar la respuesta inmunitaria específica en alérgicos y en sanos. Mientras que intuitivamente podríamos pensar que los sujetos sanos simplemente ignoran los antígenos o alérgenos cuando tienen contacto con él, la realidad es otra: Estudiando las células T específicas frente a dos alérgenos mayores Der p 1 del ácaro y Bet v 1 de polen de abedul se identificaron las células T específicas implicadas mediante medición de la producción de citoquinas, pudiendo observar que la respuesta específica frente a ambos alérgenos fue activa y de tipo anti-inflamatoria (IL-10) en sanos y de tipo Th2 pro-inflamatoria (IL-4) en alérgicos [23].

Figura 2: Teoría inmunológica de la discontinuidad. Modificado según Pradeu T el al. [29].

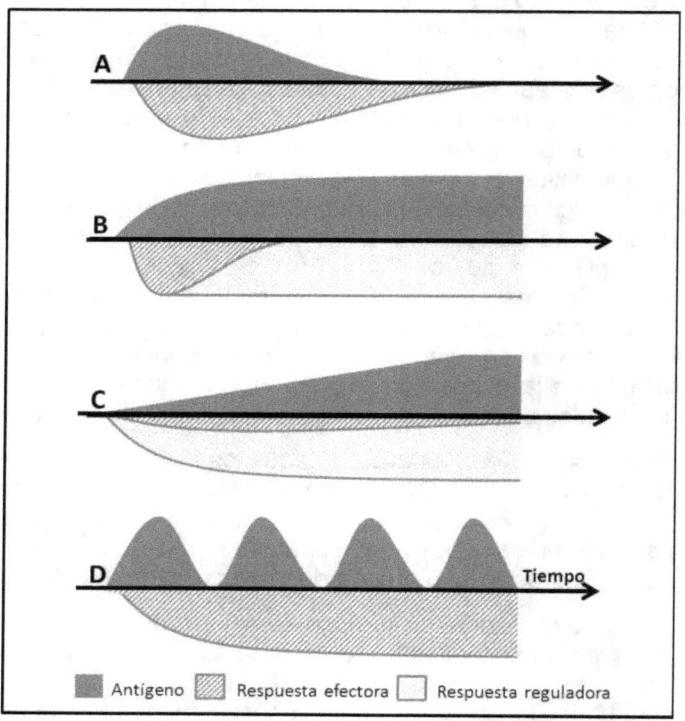

Se exponen varios escenarios de dinámica de exposición a un antígeno, definido como una molécula no previamente reconocida. A: La aparición repentina y aguda de un antígeno en suficiente cantidad como en una infección aguda produce una respuesta efectora aguda y temporal. B: La aparición repentina, pero persistente de un antígeno en suficiente cantidad induce igualmente una respuesta aguda efectora que disminuye al cabo de un tiempo, dando paso a una respuesta reguladora como en una infección crónica. C: La aparición lenta y gradual de un antígeno produce una repuesta efectora, pero una respuesta reguladora persistente mayor, mientras que la cantidad de antígenos sea constante. D: La aparición intermitente de antígeno produce una respuesta efectora vigorosa persistente. Como ejemplo se cita la infección aguda recurrente o la polinosis estacional.

Fight or flight en la reacción alérgica

Teniendo en cuenta la definición de alergia como *una reacción de hipersensibilidad mediada por IgE frente a agentes generalmente inocuos en sujetos con predisposición* observamos que ante el contacto con cualquier antígeno, el sistema inmunitario del organismo debería de tener la cautela de considerar potencialmente peligroso cualquiera de ellos hasta no comprobar su inocuidad.

La teoría de la selección clonal de Burnet predice que tras una maduración central inicial del sistema inmunitario se han delecionado aquellos linfocitos con auto-reactividad, dejando un pool de linfocitos periféricos con un amplio espectro de especificidades frente a posibles antígenos con los que el organismo podría tener contacto a lo largo de su vida. Ante ese contacto existen entonces dos posibilidades generales: atacar o tolerar, o respuesta efectora *versus* respuesta reguladora.

Existen múltiples factores conocidos que facilitan la sensibilización, es decir la producción de IgE específica clínicamente relevante, como puede ser la predisposición genética o ambiental, pero también la propia estructura bioquímica del alérgeno, la ruta de administración (hay que recordar que el contacto a través del tubo digestivo facilita generalmente la tolerancia oral), la dosis, factores concomitantes como el estrés, así como, probablemente la dinámica de contacto. Estas observaciones tienen relevancia en cuanto a que la producción de IgE y las reacciones alérgicas se pueden considerar como *fight* (lucha) y la tolerancia como *flight* (huida). Esta comparativa inusual pretende describir como en ambos casos se pone en marcha un mecanismo *activo*, tal y como ocurre en la respuesta de *fight or flight*.

Fight or flight en el tratamiento

Cuando un paciente produce IgE que se manifiesta clínicamente con alergia, podemos concluir que el sistema inmunitario del paciente reconoce como nocivo un antígeno. Uno de los pilares del abordaje alergológico es la identificación de los alérgenos responsables con objeto de ofrecer posteriormente consejos útiles, frecuentemente de evitación. Ante una alergia a un determinado alimento, evitaremos su ingesta y ante una alergia a un animal u hongos ambientales, ofreceremos los oportunos consejos de desalergenización.

Sin embargo nos encontramos con unos problemas. Hay antígenos que no se pueden evitar del todo, como son el polen ambiental o los ácaros del polvo, en determinados climas y geografías. ¿Qué va a ocurrir si tenemos un contacto esporádico frente a un contacto regular? ¿Nos va a aumentar o a reducir la reactividad? Esto es especialmente visible en la alergia al polen, pero también a epitelios de mascotas, cuyos alérgenos aerotransportados se pueden encontrar incluso en casas o colegios, donde no viven estos animales. Buscando un abordaje terapéutico opuesto a la evitación incompleta se puede plantear la opción de inducir de algún modo la tolerancia, lo que se está implantando más recientemente en la alergia alimentaria [24], pero que se viene aplicando desde hace décadas mediante la inmunoterapia en la mencionada alergia a himenópteros, así como en la alergia respiratoria [Ver también: Ojeda Fernández I. Inducción oral a la tolerancia alimentaria como nuevo paradigma alergológico. En Medicina Evolucionista. Aportaciones pluridisciplinares, Volumen III, pp. 127-135].

Inmunoterapia

Sin entrar en los detalles de las diferentes formas de inmunoterapia, inyectada, sublingual, con antígenos modificados o no, con pautas rápidas o lentas, se puede resumir que en general, bajo indicación correcta y tras un estudio adecuado, la inmunoterapia específica ha demostrado un efecto clínico altamente favorable no solo en cuanto a la reducción significativa de los síntomas, sino también sobre la prevención de la aparición de alergias a nuevos alérgenos [25-27].

En cuanto a los mecanismos inmunológicos que se han podido demostrar se encuentra en primer lugar el descenso muy temprano de la reactividad del mastocito y basófilo, que es clínicamente relevante. Tras unos días ya se estimula la activación de células T_{reg} y B_{reg}, así como la producción de citoquinas anti-inflamatorias, después de unas semanas comienza a producirse IgA e IgG_4 específica, mientras que la producción de IgE específica se reduce solo después de varios meses o años [28] (ver también Caja 1).

Los mecanismos inmunitarios demuestran que la tolerancia a un antígeno o su reconocimiento como nocivo dependen de la respuesta anti- o pro-inflamatoria específica que se produce ante diferentes escenarios de estímulo antigénico. La inmunoterapia es capaz de revertir el balance anti- y pro-inflamatorio educando al sistema inmunitario hacia la tolerancia. El organismo debe aprender que el antígeno no causa daño y para ello es necesario inundar al organismo con su presencia de forma continuada y a determinadas dosis. Sin embargo, mientras que este modelo es capaz de explicar la tolerancia a agentes generalmente inocuos, no explica suficientemente la propia aparición de las enfermedades alérgicas (o fenómenos de autoinmunidad). El modelo se basaría en que por alguna razón el organismo identifica como "peligro" al antígeno causante de enfermedad.

La investigación en inmunología se ha volcado en todo un campo de patrones de reconocimiento que son señales cualitativas, que se asocian con un "peligro", pero ha dejado en desventaja el estudio de la dinámica de los antígenos para explicar un modelo de peligro.

Figura 3: Respuesta efectora versus reguladora dependiendo de la dinámica de exposición

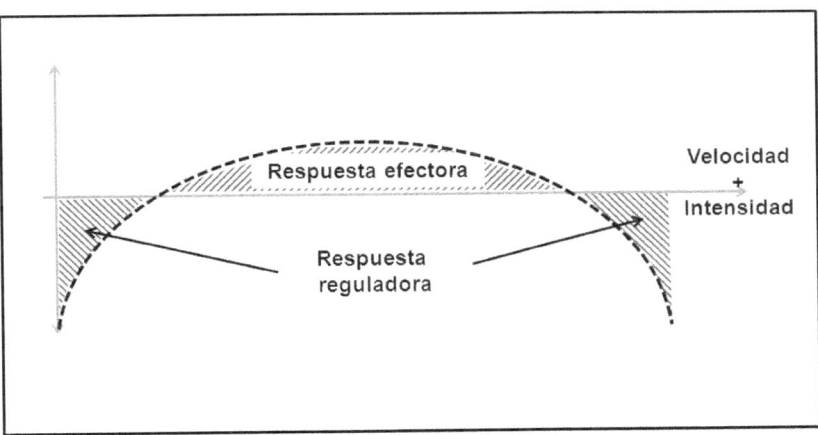

Los escenarios descritos de la figura 2 no definen qué dosis de antígenos es *alta* y cual es la velocidad *rápida* de aparición del antígeno. La experiencia en inmunoterapia con extractos antigénicos ha demostrado eficacia con pautas lentamente crecientes, pero también con pautas cluster, probablemente implicando diferentes mecanismos de inducción de tolerancia inmunológica. Esta imagen demuestra como ambos escenarios se encuentran al principio y al final de una curva que incluye una función de *velocidad* e *intensidad*, predominando la respuesta reguladora, mientras que el sistema inmunitario induciría a una respuesta efectora en un escenario intermedio.

Teoría inmunológica de la discontinuidad

Una hipótesis muy interesante planteada por T. Pradeu y colaboradores (en una colaboración aún más interesante entre las disciplinas de

Filosofía e Inmunología) puede ayudar a dar luz a esta última incógnita [29]. La clave para la inducción a una respuesta inmune (efectora, no tolerogénica) sería la *diferencia antigénica* en un *contexto temporal*. Para introducir la hipótesis describen los siguientes ejemplos:

Las células NK (Natural Killer) tienen la capacidad para producir citoquinas y citolisis cuando detectan células propias transformadas. Mediante una serie de interacciones de receptores y ligandos ignoran o toleran células sanas, mientras que si aparecen células transformadas por virus o por alteración tumoral y además aparecen repentinamente, se activan las células NK y las células diana son eliminadas.

Sin embargo, la clave en esta observación es que si estas células transformadas se presentan de forma crónica, las células NK se vuelven hipo-reactivas y no se activan, lo que conduce a la tolerancia.

En otros ejemplos describen a los macrófagos, que también se adaptan a motivos presentes crónicamente o los fenómenos correspondientes a anergia de los linfocitos B y T en determinados supuestos de continuidad antigénica.

Un objetivo de estos fenómenos de hipo-respuesta es la evitación de los efectos nocivos en un estado pro-inflamatorio. Existe un mayor potencial de peligro en el caso de cambios antigénicos que progresan rápidamente, por ejemplo, en una infección aguda. La hipótesis gana plausibilidad por el hecho de ser un principio biológico el responder a variaciones en el entorno.

Bajo este prisma se derivan postulados para enfocar la inmunoterapia, la inducción a la tolerancia u otras posibilidades de tratamiento con idea de revertir un estado de reconocimiento antigénico efector hacia una hipo-respuesta. Tal vez la dinámica más adecuada para la administración de extractos a los que el paciente es alérgico sería un escenario con una fase de inicio de aumento gradual de dosis y un mantenimiento prolongado, como también correspondería al caso de la desensibilización o la inducción a la tolerancia. Esto es lo que se ha venido practicando desde hace décadas, aunque más bien para la evitación de efectos secundarios específicos con la administración de alérgenos a los que el paciente es alérgico. No obstante más recientemente se han instaurado pautas de inmunoterapia más rápidas, más seguras y con similar eficacia.

En la figura 2 se describen varios escenarios de continuidad antigénica y la respuesta pro- y/o anti-inflamatoria resultante. La hipótesis deja abierto lo que se consideraría como "gradual", es decir si hablamos de espacios temporales de horas, días meses, etc. o lo que en cada caso correspondería a dosis altas o bajas.

Aplicando la creciente experiencia acumulada en el campo de la inmunoterapia, conjuntamente con la visión evolutiva del reconocimiento y la respuesta efectora o tolerogénica de antígenos, se puede plantear una guía investigadora, en la que se defina cuál es el escenario de administración antigénica rápida, intermedia y lenta que pueda conllevar a efectos diferentes de reconocimiento en forma de U invertida (Figura 3). Igualmente sería interesante comparar el efecto a largo plazo de estos distintos escenarios. Sin duda son los estudios clínicos los que deben dar respuestas definitivas para el especialista, pero un enfoque evolutivo con plausibilidad biológica debería guiar al diseño de los estudios clínicos.

Referencias

1. Cannon WB, Bodily changes in pain, hunger, fear and rage; an account of recent researches into the function of emotional excitement. 2d Edn. New York and London,: D. Appleton and company, 1929.
2. Bernard C, Leçons de physiologie expérimentale appliquée à la médecine, faites au Collége de France. Paris,: Baillière, 1855.
3. Selye H, The stress of life. Rev. Edn. New York: McGraw-Hill, 1976.
4. Swiatczak B, Immune balance: the development of the idea and its applications. J Hist Biol 2014;47:411-42.
5. Dhabhar FS, Effects of stress on immune function: the good, the bad, and the beautiful. Immunol Res 2014;58:193-210.
6. Serhan CN, Brain SD, Buckley CD, Gilroy DW, Haslett C, O'Neill LA, Perretti M, Rossi AG, Wallace JL, Resolution of inflammation: state of the art, definitions and terms. FASEB J 2007;21:325-32.
7. Bosma-den Boer MM, van Wetten ML, Pruimboom L, Chronic inflammatory diseases are stimulated by current lifestyle: how diet, stress levels and medication prevent our body from recovering. Nutr Metab (Lond) 2012;9:32.
8. McFall-Ngai M, Adaptive immunity: care for the community. Nature 2007;445:153.
9. Lee YK, Mazmanian SK, Has the microbiota played a critical role in the evolution of the adaptive immune system? Science 2010;330:1768-73.
10. Burnet FM, Fenner F, The production of antibodies. 2d Edn. Melbourne,: Macmillan, 1949.
11. Janeway CA, Approaching the asymptote? Evolution and revolution in immunology. Cold Spring Harb Symp Quant Biol 1989;54:1-13.
12. Matzinger P, Tolerance, danger, and the extended family. Annu Rev Immunol 1994;12:991-1045.
13. Stuart LM, Paquette N, Boyer L, Effector-triggered versus pattern-triggered immunity: how animals sense pathogens. Nat Rev Immunol 2013;13:199-206.
14. Swiatczak B, Rescigno M, How the interplay between antigen presenting cells and microbiota tunes host immune responses in the gut. Semin Immunol 2012;24:43-9.
15. Abreu MT, Toll-like receptor signalling in the intestinal epithelium: how bacterial recognition shapes intestinal function. Nat Rev Immunol 2010;10:131-44.
16. Nathan C, Ding A, Nonresolving inflammation. Cell 2010;140:871-82.

17. Meiler F, Zumkehr J, Klunker S, Rückert B, Akdis CA, Akdis M, In vivo switch to IL-10-secreting T regulatory cells in high dose allergen exposure. J Exp Med 2008;205:2887-98.
18. von Mutius E, Radon K, Living on a farm: impact on asthma induction and clinical course. Immunol Allergy Clin North Am 2008;28:631-47.
19. Gern JE, Reardon CL, Hoffjan S, Nicolae D, Li Z, Roberg KA, Neaville WA, Carlson-Dakes K, Adler K, Hamilton R, Anderson E, Gilbertson-White S, Tisler C, Dasilva D, Anklam K, Mikus LD, Rosenthal LA, Ober C, Gangnon R, Lemanske RF, Effects of dog ownership and genotype on immune development and atopy in infancy. J Allergy Clin Immunol 2004;113:307-14.
20. Platts-Mills TA, Vaughan JW, Blumenthal K, Woodfolk JA, Sporik RB, Decreased prevalence of asthma among children with high exposure to cat allergen: relevance of the modified Th2 response. Mediators Inflamm 2001;10:288-91.
21. Platts-Mills T, Vaughan J, Squillace S, Woodfolk J, Sporik R, Sensitisation, asthma, and a modified Th2 response in children exposed to cat allergen: a population-based cross-sectional study. Lancet 2001;357:752-6.
22. Karlsson MR, Rugtveit J, Brandtzaeg P, Allergen-responsive CD4+CD25+ regulatory T cells in children who have outgrown cow's milk allergy. J Exp Med 2004;199:1679-88.
23. Akdis M, Verhagen J, Taylor A, Karamloo F, Karagiannidis C, Crameri R, Thunberg S, Deniz G, Valenta R, Fiebig H, Kegel C, Disch R, Schmidt-Weber CB, Blaser K, Akdis CA, Immune responses in healthy and allergic individuals are characterized by a fine balance between allergen-specific T regulatory 1 and T helper 2 cells. J Exp Med 2004;199:1567-75.
24. Perezábad L, Reche M, Valbuena T, López-Fandiño R, Molina E, López-Expósito I, Oral Food Desensitization in Children With IgE-Mediated Cow's Milk Allergy: Immunological Changes Underlying Desensitization. Allergy Asthma Immunol Res 2017;9:35-42.
25. Roberts G, Pfaar O, Akdis CA, et al., EAACI Guidelines on Allergen Immunotherapy: Allergic rhinoconjunctivitis. Allergy 2017;
26. Des Roches A, Paradis L, Menardo JL, Bouges S, Daurés JP, Bousquet J, Immunotherapy with a standardized Dermatophagoides pteronyssinus extract. VI. Specific immunotherapy prevents the onset of new sensitizations in children. J Allergy Clin Immunol 1997;99:450-3.
27. Purello-D'Ambrosio F, Gangemi S, Merendino RA, Isola S, Puccinelli P, Parmiani S, Ricciardi L, Prevention of new sensitizations in monosensitized subjects submitted to specific immunotherapy or not. A retrospective study. Clin Exp Allergy 2001;31:1295-302.
28. Akdis CA, Akdis M, Mechanisms of allergen-specific immunotherapy. J Allergy Clin Immunol 2011;127:18-27.
29. Pradeu T, Jaeger S, Vivier E, The speed of change: towards a discontinuity theory of immunity? Nat Rev Immunol 2013;13:764-9.

Pubertad Precoz Central ¿genética o ambiente?

Nelmar-Valentina Ortiz Cabrera

Resumen

La pubertad es un proceso complejo controlado a nivel del hipotálamo por un equilibrio entre señales activadoras e inhibitorias de la producción de GnRH, estas señales están conformadas por neuromoduladores, neurotransmisores, contacto intercelular directo.

El primer signo de inicio de la pubertad en las niñas es la aparición del botón mamario, y en los niños es el aumento del volumen testicular. El inicio de la pubertad es normal en niñas entre los 8 y los 13 años y en niños entre.

La pubertad central está definida como la activación prematura del eje hipotálamo-hipófisis-gónadas, clínicamente se manifiesta como el inicio puberal antes de los 8 años en niñas y 9 años en niños con una aceleración de la edad ósea. La mayoría de las veces su causa es desconocida, pero puede ser causada tanto por patología intracraneal, como por alteraciones genéticas (variantes patogénicas en *MKRN3*, *KISSR* and *DLK1*).

El ambiente juega un papel crucial en el momento del inicio puberal, tanto así que factores perinatales, nutricionales y sociales pueden adelantarlo o retrasarlo, y el mecanismo por el cual ocurre esta variación probablemente sea epigenético. La evolución nos ha mostrado como en la historia humana el inicio puberal se ha modificado siguiendo los grandes cambios de la vida humana (pasar de cazadores-recolectores a agricultores y después a sociedades industrializadas). Como conclusión dejar que para comprender este proceso dinámico y complejo, debemos estudiar muy bien de qué manera los distintos factores genéticos y ambientales influyen y los mecanismos biológicos a través de los cuales realizan este efecto.

Fisiología de la pubertad

La pubertad es un fenómeno biológico complejo a través del cual se desarrollan los caracteres sexuales secundarios, se obtiene la maduración sexual completa y se alcanza la talla adulta [1]. El hecho que marca el inicio puberal es la regularización e intensificación de la secreción pulsátil de hormona liberadora de gonadotropinas por parte de las neuronas neurosecretoras hipotalámicas [1]

La actividad de las neuronas productoras de GnRH se encuentra modulada de la siguiente manera (ver figura 1), interviniendo:

Neuronas del núcleo arcuato y área preóptica, productoras de kisspeptinas. Éstas son hormonas peptídicas producto de la degradación proteolítica de la prepro-kisspeptina, codificada por el gen *KISS1*. Las kisspeptinas son el mayor estímulo excitatorio, de la producción de GnRH, y ejercen su efecto mediante un receptor de membrana acoplado a proteína G, conocido como KISS1R codificado por el gen del mismo nombre [2-4].

Estímulos excitatorios transinápticos recibidos desde las neuronas hipotalámicas productoras de glutamato [2-4].

Estímulos inhibitorios transinápticos recibidos desde las neuronas hipotalámicas productoras de opiáceos, que son péptidos relacionados a la RF-amida (RFRP) y GABA. Las neuronas productoras de opiáceos en el hipotálamo inhiben la producción de manera directa (actuando sobre receptores de opiáceos en la membrana de las neuronas de GnRH) y de manera indirecta actuando sobre receptores ubicados en la membrana de las neuronas productoras de kisspeptinas, disminuyendo la producción de las mismas y por lo tanto disminuyendo los estímulos excitatorios [2-4].

Estímulos excitatorios recibidos desde las células gliales mediados por dos mecanismos relacionados: uno a través de la liberación factores de crecimiento que actúan sobre receptores de las neuronas GnRH (factor de crecimiento transformador tipo β [TGFβ], factor de crecimiento epidérmico, factor de crecimiento similar a la insulina tipo 1), y otro a merced de interacciones de adhesión entre las células gliales y las neuronas GnRH [5].

La GnRH actuará en la adenohipófisis generando a su vez una producción pulsátil de hormona luteinizante (LH) y hormona folículo estimulante (FSH), estas dos hormonas realizarán los siguientes efectos: estimularán el desarrollo y crecimiento de las gónadas (ovarios y testículos), activarán la producción de óvulos y espermatozoides (gametogénesis) y la producción de las hormonas esteroideas sexuales (testosterona, estradiol y sus metabolitos intermediarios) que a su vez servirán de señal de retroalimentación negativa a nivel hipotalámico e hipofisiario, excepto en uno de los núcleos hipotalámicos femeninos (neuronas productoras de kisspeptinas), donde el estradiol servirá de retroalimentación positiva, esto explica el pico de LH preovulatorio [3, 4]. Este proceso continuará con el aumento de la velocidad de crecimiento y desarrollo de los caracteres sexuales secundarios: aparición de vello púbico, crecimiento y desarrollo de los genitales y tejido mamario (en las mujeres), distribución de vello y grasa corporal propio de cada sexo, desarrollo de las glándulas. Y por último culminará con el alcance de la talla final adulta y la fertilidad [6].

Figura 1. Esquema del eje Hipotálamo-Hipófisis-Gónadas, se muestran además los factores estimuladores e inhibidores de este eje.

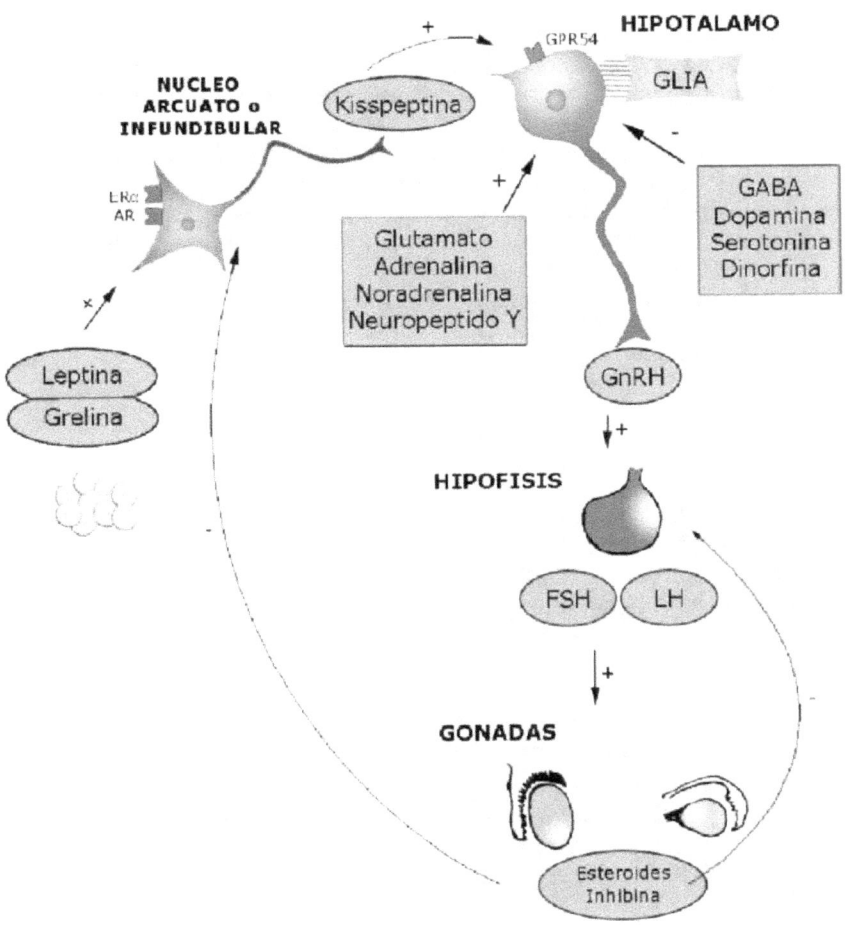

La primera manifestación apreciable en las niñas es la aparición del botón mamario y en los varones es el aumento del volumen testicular, la edad a la que se inicia la pubertad sigue una distribución gaussiana y presenta una amplia variabilidad entre las poblaciones. Los límites de la "normalidad" han sido definidos por criterios estadísticos y abarcan 2,5 desviaciones estándar por encima y por debajo de la media poblacional, que en términos prácticos se traduce a que la aparición del botón mamario en las niñas debe ocurrir entre los 8 y los 13 años y el aumento del volumen testicular en varones entre los 9 y 14 años [1, 7].

¿Qué es la pubertad precoz central?

Este término se refiere a la pubertad que se inicia antes de los 8 años en niñas y 9 años en niños, ocasionada por una activación prematura del eje hipotálamo-hipófisis-gonadal descrito anteriormente, de allí la calificación de central; esta activación puede ser de causa desconocida o idiopática, que es lo más frecuente, o secundaria a patología endocraneal (tumoral, infecciosa, traumática, entre otras). Se presenta con más frecuencia en el sexo femenino con una diferencia de 10:1. En los varones, aunque su prevalencia es mucho menor, en la mitad de los casos es secundario a patología del sistema nervioso central (SNC), mientras que en los casos femeninos sólo el 10% es secundario a patología del SNC. La pubertad precoz central idiopática tiene una tasa de incidencia aproximada de 1 en 100.000 para niñas y 1 en un millón para los niños. [1, 7, 8].

¿Genética o ambiente?

A pesar de que no se conoce la causa de la mayoría de los pacientes, se ha visto que hasta casi el 30% de los casos de Pubertad Precoz Central Idiopática (PPCI) se presentan con un patrón familiar [8, 9]. En vista de esto, múltiples grupos a nivel mundial han intentado dar explicación a este fenómeno [10-14]. Los primeros candidatos a estudio fueron los genes *KISS1*, *TAC3* y sus receptores *KISS1R* y *TACR3* por su relación fisiológica y porque variantes de pérdida de función en éstos son causantes de Hipogonadismo Hipogonadotropo, un fenotipo contrario a la pubertad precoz central (PPC). En el año 2008 se describieron en 2 pacientes variantes patogénicas de ganancia de función en el gen de *KISS1* y su receptor *KISS1R* [10, 12], que causaban PPC, a pesar de estudiarse en otras cohortes no se han descrito nuevos pacientes con variantes patogénicas ni en estos genes ni en *TAC3* y *TACR3* [12, 15-17]. En el año 2013 el grupo de Abreu y colaboradores descubre que variantes patogénicas de pérdida de función, en el alelo paterno (fenómeno de impronta materno) del gen *MKRN3* dan lugar a la PPC [18]. *MKRN3* codifica para una proteína de nombre MKRN3 cuya función es ser la ligasa 3 del proceso de ubiquitinización, que es un proceso de señalización celular que permite "marcar" a las proteínas con una molécula llamada ubiquitina que se encuentran en el citoplasma celular o bien para su destrucción en el proteosoma o bien para dirigirlas a diferentes compartimientos celulares [19]. Por el momento no se sabe la relación que hay entre MKRN3 y GnRH, pero lo que sí se ha demostrado es que su expresión en tejido hipotalámico de mamíferos prepuberales es muy alta y disminuye hasta hacerse indetectable después de la pubertad [20].

En vista de que se expresa sólo el alelo paterno (fenómeno de impronta materno), las variantes patogénicas de *MKRN3* pueden pasar desde un padre portador sano (si éste ha heredado la variante de su madre) o afecto, y es por eso que se sugiere estudiar este gen, tanto en casos familiares como "esporádicos".

Más recientemente, el grupo de Dauber y colaboradores describieron una familia con varios individuos afectos de PPCI, con una variantes patogénicas de pérdida de función en otro gen con fenómeno de impronta materno, de nombre *DLK1*, que codifica para una proteína transmembrana con un dominio extracelular parecido al factor de crecimiento epidérmico, que se expresa sobretodo en tejido embrionario, y su expresión postnatal queda confinada a los ovarios, hipófisis y glándulas suprarrenales, su función en relación al inicio puberal aún se encuentra en estudio[21].

Por otro lado, se ha correlacionado el antecedente de adopción internacional y de stress perinatal con una mayor incidencia de PPCI. Aquí la hipótesis más aceptada es que el stress al comienzo de la vida puede cambiar el patrón de expresión de genes claves para el desarrollo puberal, lo que hace pensar que cambios epigenéticos, aún no descritos, pueden jugar un papel esencial en esta patología [8, 22]. Una hipótesis para explicar este fenómeno, sería que el organismo expuesto a condiciones adversas en el período neonatal "predice" como será su ambiente postnatal y toma medidas (cambios epigenéticos) para así adaptar su metabolismo a aprovechar al máximo los recursos del ambiente "carente" y además adelanta la madurez sexual para así poder reproducirse antes para garantizar la supervivencia de la especie [23].

También se ha visto que la toxina producida por hongos del género *Fusarium* llamada Zearalenona "micoestrógeno" que ejerce un efecto estrogénico muy potente en los animales que la consumen, ocasionando en animales prepúberes adelanto de la pubertad y en los adultos disminución de la fertilidad, este efecto es mayor si los animales expuestos se encuentran en el período neonatal. Se ha demostrado que este adelanto puberal se produce por un estímulo a nivel hipotalámico o central, probablemente mediado por las neuronas productoras de kisspeptinas (ya que estas poseen receptores de estrógenos), más que por un efecto directo en los tejidos periféricos [24]. Este fenómeno se ha estudiado extensamente en ratones [25, 26], Por último, se ha observado niveles séricos elevados de esta toxina en niñas con PPCI [27, 28].

Actualmente se conoce que los llamados Disruptores Endocrinos (nombre que se le da a moléculas presentes en el ambiente que al ingresar al organismo ejercen el efecto de una hormona o se comportan como inhibidor de la misma) son responsables de una gran variedad de trastornos ligados a la pérdida de la fertilidad, la obesidad, el cáncer. Se pensaba también que podían tener un efecto sobre la edad del desarrollo puberal, en concreto, se pensaba que la exposición a la molécula Bisphenol A (BPA) presente en algunos plásticos podría influir en la edad de la pubertad, esta relación no ha podido ser demostrada pero se sabe que la exposición a esta molécula, sobretodo en la infancia, se relaciona con el aumento del tejido graso, aumento del riesgo cardiovascular, cáncer, entre otros [29].

Como vemos, la pubertad es controlada por un equilibrio de muchos factores por lo que la interacción genética-ambiente es fundamental y cualquier alteración en la genética o ambiental puede afectarla. Esta compleja relación parece indicar que los mecanismos epigenéticos podrían ser la herramienta mediante la cual el ambiente pueda influir de manera tan directa en la expresión genética, pero faltan estudios que respalden esta teoría.

¿Y la evolución?

Es un hecho irrebatible que la edad de la pubertad femenina ha disminuido en todas las poblaciones [30-32]. Sobre todo si evaluamos el período que va desde mediados de 1800 hasta la segunda mitad de 1900, después de 1970 y hasta 2010 aunque no podemos hablar de una estabilización total de la edad de inicio de la pubertad, sí podemos decir que este descenso no ha sido tan pronunciado, ver figura 1 del trabajo de Sorensen y colaboradores [7]. En los varones no hay evidencia de un descenso marcado de la edad de inicio de la pubertad, se cree que esta diferencia puede ser porque los cambios evolutivos en las estrategias reproductivas son más significativos en las hembras de las especies que en los machos [23]. El descenso de la edad de inicio de la pubertad podría explicarse por la gran influencia que ejerce el ambiente en el período de desarrollo postnatal. Los seres humanos son animales que nacen muy inmaduros en comparación a otros animales, su desarrollo es lento, viven mucho tiempo y su inversión parental es muy alta para una progenie pequeña; por todo esto son muy sensibles a los cambios de las condiciones ambientales. Por lo tanto un período de disminución de los recursos alimenticios durante el período de desarrollo haría que se retrasara la llegada de la madurez sexual para "esperar" que las condiciones ambientales mejoren, esta estrategia es útil por el hecho de que el embarazo es un período de alto consumo energético[23]. Por el contrario, al mejorar las condiciones ambientales, la especie se beneficiaría de adelantar la madurez sexual para que así cada mujer tenga la oportunidad de tener un número mayor de crías en un ambiente propicio, esto es lo que ha ocurrido durante los 2 últimos siglos a nivel global [7, 23, 33], y que puede volver a retrasarse si las condiciones variasen.

Como conclusión podemos decir que la pubertad es un período dinámico que se ajustará a las realidades bio-sociales del individuo y la especie, y este ajuste viene dado por las complejas relaciones que existen entre los factores genéticos y los factores ambientales, y al ser un fenómeno dinámico, no podemos ser rígidos al analizar la ocurrencia de este fenómeno en los individuos.

Referencias

1. Soriano-Guillen L, Argente J, [Central precocious puberty: epidemiology, etiology, diagnosis and treatment]. An Pediatr (Barc) 2011;74: 336.e1-336.e13
2. Cortes ME, Carrera B, Rioseco H, Pablo del Rio J, Vigil P, The Role of Kisspeptin in the Onset of Puberty and in the Ovulatory Mechanism: A Mini-review. J Pediatr Adolesc Gynecol 2015;28:286-291.
3. Lomniczi A, Wright H, Ojeda SR, Epigenetic regulation of female puberty. Front Neuroendocrinol 2015;36:90-107.
4. Leka-Emiri S, Chrousos GP, Kanaka-Gantenbein C, The mystery of puberty initiation: genetics and epigenetics of idiopathic central precocious puberty (ICPP). J Endocrinol Invest 2017;40:789-802.
5. Lomniczi A, Wright H, Castellano JM, Sonmez K, Ojeda SR, A system biology approach to identify regulatory pathways underlying the neuroendocrine control of female puberty in rats and nonhuman primates. Horm Behav 2013; 64:175-186.
6. Soriano Guillen L, Argente J, [Peripheral precocious puberty: clinical, diagnostic and therapeutical principles]. An Pediatr (Barc) 2012;76:229 e221-210.
7. Sorensen K, Mouritsen A, Aksglaede L, Hagen CP, Mogensen SS, Juul A, Recent secular trends in pubertal timing: implications for evaluation and diagnosis of precocious puberty. Horm Res Paediatr 2012;77:137-145.
8. Latronico AC, Brito VN, Carel JC, Causes, diagnosis, and treatment of central precocious puberty. Lancet Diabetes Endocrinol 2016;4:265-274.
9. Simon D, Ba I, Mekhail N, Ecosse E, Paulsen A, Zenaty D, Houang M, Jesuran Perelroizen M, de Filippo GP, Salerno M, Simonin G, Reynaud R, Carel JC, Leger J, de Roux N, Mutations in the maternally imprinted gene MKRN3 are common in familial central precocious puberty. Eur J Endocrinol 2016;174:1-8.
10. Teles MG, Bianco SD, Brito VN, Trarbach EB, Kuohung W, Xu S, Seminara SB, Mendonca BB, Kaiser UB, Latronico AC, A GPR54-activating mutation in a patient with central precocious puberty. N Engl J Med 2008;358:709-715.
11. Silveira LG, Noel SD, Silveira-Neto AP, Abreu AP, Brito VN, Santos MG, Bianco SD, Kuohung W, Xu S, Gryngarten M, Escobar ME, Arnhold IJ, Mendonca BB, Kaiser UB, Latronico AC, Mutations of the KISS1 gene in disorders of puberty. J Clin Endocrinol Metab 2010;95:2276-2280.
12. Krstevska-Konstantinova M, Jovanovska J, Tasic VB, Montenegro LR, Beneduzzi D, Silveira LF, Gucev ZS, Mutational analysis of KISS1 and KISS1R in idiopathic central precocious puberty. J Pediatr Endocrinol Metab 2014;27:199-201.
13. Ortiz-Cabrera NV, Riveiro-Alvarez R, Lopez-Martinez MA, Perez-Segura P, Aragon-Gomez I, Trujillo-Tiebas MJ, Soriano-Guillen L, Clinical Exome

Sequencing Reveals MKRN3 Pathogenic Variants in Familial and Nonfamilial Idiopathic Central Precocious Puberty. Horm Res Paediatr 2016;87:88-94.

14. Schreiner F, Gohlke B, Hamm M, Korsch E, Woelfle J, MKRN3 mutations in familial central precocious puberty. Horm Res Paediatr 2014;82:122-126.

15. Zhang Y, Zhang H, Qin Y, Chen X, Li W, Chen ZJ, Mutations in KISS1 are not responsible for idiopathic hypogonadotropic hypogonadism in Chinese patients. J Assist Reprod Genet 2014;32:375-378.

16. Leka-Emiri S, Louizou E, Kambouris M, Chrousos G, De Roux N, Kanaka-Gantenbein C, Absence of GPR54 and TACR3 mutations in sporadic cases of idiopathic central precocious puberty. Horm Res Paediatr 2014;81:177-181.

17. Oh YJ, Rhie YJ, Nam HK, Kim HR, Lee KH, Genetic Variations of the KISS1R Gene in Korean Girls with Central Precocious Puberty. J Korean Med Sci 2017;32:108-114.

18. Abreu AP, Dauber A, Macedo DB, Noel SD, Brito VN, Gill JC, Cukier P, Thompson IR, Navarro VM, Gagliardi PC, Rodrigues T, Kochi C, Longui CA, Beckers D, de Zegher F, Montenegro LR, Mendonca BB, Carroll RS, Hirschhorn JN, Latronico AC, Kaiser UB, Central precocious puberty caused by mutations in the imprinted gene MKRN3. N Engl J Med 2013;368:2467-2475.

19. Deshaies RJ, Joazeiro CA, RING domain E3 ubiquitin ligases. Annu Rev Biochem 2009;78:399-434.

20. Liu H, Kong X, Chen F, Mkrn3 functions as a novel ubiquitin E3 ligase to inhibit Nptx1 during puberty initiation. Oncotarget 2017;8:85102-85109.

21. Dauber A, Cunha-Silva M, Macedo DB, Brito VN, Abreu AP, Roberts SA, Montenegro LR, Andrew M, Kirby A, Weirauch MT, Labilloy G, Bessa DS, Carroll RS, Jacobs DC, Chappell PE, Mendonca BB, Haig D, Kaiser UB, Latronico AC, Paternally Inherited DLK1 Deletion Associated With Familial Central Precocious Puberty. J Clin Endocrinol Metab 2017;102:1557-1567.

22. Soriano-Guillen L, Corripio R, Labarta JI, Canete R, Castro-Feijoo L, Espino R, Argente J, Central precocious puberty in children living in Spain: incidence, prevalence, and influence of adoption and immigration. J Clin Endocrinol Metab 2010;95:4305-4313.

23. Gluckman PD, Hanson MA, Evolution, development and timing of puberty. Trends Endocrinol Metab 2006;17:7-12.

24. Parandin R, Behnam-Rassouli M, Mahdavi-Shahri N, Effects of Neonatal Exposure to Zearalenone on Puberty Timing, Hypothalamic Nuclei of AVPV and ARC, and Reproductive Functions in Female Mice. Reprod Sci 2016;24:1293-1303.

25. Yang R, Wang YM, Zhang L, Zhao ZM, Zhao J, Peng SQ, Prepubertal exposure to an oestrogenic mycotoxin zearalenone induces central precocious puberty in immature female rats through the mechanism of

premature activation of hypothalamic kisspeptin-GPR54 signaling. Mol Cell Endocrinol 2016;437:62-74.

26. Kriszt R, Winkler Z, Polyak A, Kuti D, Molnar C, Hrabovszky E, Kallo I, Szoke Z, Ferenczi S, Kovacs KJ, Xenoestrogens Ethinyl Estradiol and Zearalenone Cause Precocious Puberty in Female Rats via Central Kisspeptin Signaling. Endocrinology 2015;156:3996-4007.

27. Massart F, Meucci V, Saggese G, Soldani G, High growth rate of girls with precocious puberty exposed to estrogenic mycotoxins. J Pediatr 2008;152: 690-695, 695 e691.

28. Deng F, Tao FB, Liu DY, Xu YY, Hao JH, Sun Y, Su PY, Effects of growth environments and two environmental endocrine disruptors on children with idiopathic precocious puberty. Eur J Endocrinol 2012;166:803-809.

29. Leonardi A, Cofini M, Rigante D, Lucchetti L, Cipolla C, Penta L, Esposito S, The Effect of Bisphenol A on Puberty: A Critical Review of the Medical Literature. Int J Environ Res Public Health 2017;14.

30. Ma HM, Chen SK, Chen RM, Zhu C, Xiong F, Li T, Wang W, Liu GL, Luo XP, Liu L, Du ML, Pubertal development timing in urban Chinese boys. Int J Androl 2011;34:e435-445.

31. Aksglaede L, Sorensen K, Petersen JH, Skakkebaek NE, Juul A, Recent decline in age at breast development: the Copenhagen Puberty Study. Pediatrics 2009 2013;123:e932-939.

32. Herman-Giddens ME, Slora EJ, Wasserman RC, Bourdony CJ, Bhapkar MV, Koch GG, Hasemeier CM, Secondary sexual characteristics and menses in young girls seen in office practice: a study from the Pediatric Research in Office Settings network. Pediatrics 1997;99:505-512.

33. Hochberg Z, Belsky J, Evo-devo of human adolescence: beyond disease models of early puberty. BMC Med;11:113.

¿Es la hiperactividad una enfermedad moderna?

Clara I. Gómez-Sánchez

Resumen

El trastorno por déficit de atención e hiperactividad (TDAH) es uno de los desórdenes más frecuentes en la infancia con una prevalencia a nivel mundial del 7% en niños, persistiendo en al menos el 50% de los casos hasta la edad adulta Esta enfermedad está caracterizada por una falta de atención, excesiva actividad motora e impulsividad. Como consecuencia de dichos síntomas, los pacientes tienen mayor riesgo de fracaso escolar, problemas sociales y desempleo. Se considera que el TDAH es un trastorno complejo causado por la acción combinada de variantes polimórficas de varios genes con efecto menor, así como a la acción de efectos ambientales, todo ello confiriendo una susceptibilidad a padecer el trastorno. Existen evidencias científicas de que el TDAH tiene un origen evolutivo y una de ellas se ve reflejada en una variante polimórfica del gen *DRD4* asociada con comportamientos hiperactivos que buscan la novedad y el riesgo. Estos rasgos podrían haber sido seleccionados en épocas pasadas de escasez de recursos o ambientes cambiantes lo que explicaría su alta prevalencia en la población. Se ha demostrado que en la sociedad actual los comportamientos hiperactivos también pueden conferir una ventaja en ambientes creativos o que requieren respuestas rápidas. Por lo tanto, el contexto ecológico y social en el que nos encontramos juega un papel fundamental en la determinación de los rasgos que se consideran beneficiosos o perjudiciales a nivel poblacional.

Introducción

Las primeras evidencias científicas de los que hoy conocemos por "trastorno por déficit de atención e hiperactividad (TDAH)" se remontan a finales del siglo IX. Desde entonces, su terminología ha estado sujeta a numerosas modificaciones a lo largo de la historia. De esta manera, se han acuñado términos como defecto de control moral, síndrome del daño cerebral infantil, disfunción cerebral mínima o trastorno hipercinético, no siendo hasta el año 1987 cuando el término fue sustituido por " Déficit de atención con hiperactividad" recogido en la tercera edición del manual diagnóstico y estadístico de los trastorno mentales (DSM-III) [1]. Estas diferencias en cuanto a su definición pone de manifiesto la heterogeneidad clínica de la patología y la ausencia de consenso en las características fenotípicas propias de la enfermedad a lo largo de los años, lo que supone una dificultad para el estudio de esta patología. Así mismo, el diagnóstico en la mayoría de los casos está basado en información subjetiva procedente de familiares o profesores generando un problema añadido a la hora de obtener un diagnóstico claro y preciso de la patología.

Los síntomas nucleares que caracterizan al TDAH son los siguientes: inatención, hiperactividad e impulsividad. La inatención se define como la dificultad para completar una tarea de trabajo o estudio durante un tiempo delimitado, la hiperactividad se caracteriza por un exceso de actividad motora, y la impulsividad como falta de control inhibitorio de la conducta. Los síntomas se expresan en mayor o menor grado y determinan los 3 subtipos en los que se subdivide el trastorno: inatento, hiperactivo/impulsivo y el subtipo combinado. El TDAH es catalogado por muchos autores como un extremo del espectro comportamental normal presente en la población general, con la diferencia de que dicho estado conlleva a un deterioro significativo en el funcionamiento, tal y como se describe en los criterios diagnósticos del DSM [2]. En la actual versión del DSM (DSM-V) publicada en el 2013 se detallan los supuestos que deben cumplir los pacientes para ser diagnosticados con TDAH. En primer lugar, los síntomas deben de haber persistido durante al menos los últimos 6 meses y tener un efecto negativo, por lo menos, en dos ambientes diferentes del entorno del niño. Además, se incluyen criterios diagnósticos específicos para adultos y se retrasa la edad de aparición de los síntomas, con respecto a la versión anterior (DSM-IV), de los 6 años hasta los 12 años [3]. La heterogeneidad de las manifestaciones clínicas se ve incrementada por la presencia de trastornos comórbidos en el 70% de los casos, por lo que se puede considerar que la forma menos frecuente del TDAH es la que se ve limitada únicamente a las características propias del trastorno. Los trastornos comórbidos más frecuentes asociados con el TDAH son los siguientes: trastorno del aprendizaje, trastorno negativista desafiante, trastorno de la conducta, ansiedad, depresión y trastorno del espectro autista [4]. La presencia de comorbilidades dificulta el diagnóstico y se asocia con una peor evolución.

Los síntomas del TDAH tienen repercusiones negativas en diferentes ámbitos de la persona que lo padece como el social, escolar o laboral. De esta manera el trastorno se vincula con problemas para mantener relaciones sociales y familiares, abuso de sustancias, mayores tasas de desempleo y fracaso escolar [5]. No existe un tratamiento curativo para el TDAH. Las aproximaciones terapéuticas van encaminadas a mitigar los síntomas. Se ha comprobado que un tratamiento multimodal en el que se combine apoyo cognitivo-conductual, psicoeducativo y farmacológico es el que genera mejores resultados [6].

El TDAH es uno de los trastornos del neurodesarrollo más frecuentes en niños y adolescentes afectando al 7% de la población. Aunque tradicionalmente se ha relacionado como una afección infantil, en al menos el 50% de los casos se mantiene hasta la edad adulta [7]. La creciente percepción social del incremento de la frecuencia de aparición en los últimos años es debida en parte a la relajación de los criterios diagnósticos en las sucesivas revisiones del DSM. De esta manera, se ha demostrado que utilizando criterios diagnósticos estandarizados, la frecuencia de aparición se ha mantenido estable en los últimos 30 años. Además de mantenerse estable a lo largo de los años, se mantiene estable en diferentes áreas geográficas, por lo que aspectos sociales no parecen estar directamente implicados en la etiología del trastorno [8].

Existen diferencias en cuanto a la frecuencia de la enfermedad entre los dos sexos, siendo más prevalente en hombres que en mujeres con una proporción que varía desde 3:1 hasta 16:1 dependiendo del estudio [9]. Esta diferencia podría ser explicada mediante diferentes hipótesis. La primera hace referencia a la diferente sintomatología entre ellos, tendiendo hacia comportamientos más hiperactivos en hombres y a comportamientos más inatentos en mujeres por lo que estas últimas podrían pasar más desapercibidas y estar infradiagnosticadas. Además, estudios que analizan el componente genético de la enfermedad determinan que las mujeres están menos frecuentemente afectadas porque requieren una mayor carga genética para desarrollar el trastorno. Por último, desde un punto de vista evolutivo, se propone que el TDAH es más frecuente en el sexo con una menor inversión parental, en nuestra especie sería el caso de los varones. Las mujeres dedican más esfuerzo y tiempo a la crianza de los hijos que los varones por lo que estos últimos contarían con una menor presión selectiva a la hora de desarrollar comportamientos de hiperactividad e impulsividad que les conduzca adquirir conductas de riesgo [10].

La causa exacta por la que se produce la patología se desconoce, no existiendo una sola prueba que por sí sola asegure el diagnóstico. Existen numerosos estudios que apuntan a un origen multifactorial de la enfermedad donde es la acción combinada de factores de índole biológico, ambiental y genético lo que determina la susceptibilidad a padecer el trastorno.

Gracias a los estudios de neuroimagen funcional y estructural se han identificado las regiones cerebrales implicadas. Éstas se corresponden con la corteza prefrontal superior que interviene en la reducción de las distracciones y en el mantenimiento de la atención a través de sus conexiones con la corteza sensorial; y la corteza prefrontal inferior que ejerce su función regulatoria sobre el control inhibitorio y motor al establecer conexiones con el cerebelo y los ganglios basales [11]. Los circuitos neuronales mencionados están controlados principalmente por los sistemas de neurotransmisión monoaminérgicos como son la dopamina, la noradrenalina y la serotonina.

Se estima que los factores ambientales que contribuyen a la etiopatogenia del trastorno explican entre 4% y un 20 % de la variabilidad fenotípica. Éstos se dividen en tres categorías: factores de riesgo prenatales, factores de riesgo sociales y factores de riesgo ambientales. Dentro de los factores prenatales destacan el nacimiento prematuro, bajo peso al nacer, y estrés psicológico de la madre. Los factores de índole social están relacionados con la depresión materna, presencia de trastornos psiquiátricos y bajo nivel educativo de los padres, ser hijo adoptivo o pertenecer a un hogar monoparental. En cuanto a los contaminantes ambientales, algunos estudios ponen de manifiesto que la exposición al tabaco y al alcohol en etapas tempranas del desarrollo aumenta la probabilidad de padecer el trastorno [12].

Por último, los estudios de familiares, gemelos y adopción han permitido estimar la heredabilidad de la enfermedad en torno al 76%, considerando el TDAH como una de las enfermedades psiquiátricas con un mayor componente genético [13]. La mayoría de los marcadores genéticos asociados con la patología se corresponden con variantes que están presentes en la población en una alta frecuencia. Además, estas variantes genéticas están localizadas en genes implicados en cada uno de los sistemas de neurotransmisión descritos anteriormente como son: transportadores (*SLC6A2*, *SLC6A3*, *SLC6A4*) y receptores (*DRD2*, *DRD4*, *ADRA2A*, *HTR2A* y *HTR2C*). Además, destacan la intervención de otros genes como el gen que codifica para la enzima catecol-metil transferasa (*COMT*), la proteína 25 del sinaptosoma (*SNAP25*), la enzima dopa descarboxilasa (*DDC*) y la latrofilina 3 (*LPHN3*) entre otros [14]. A pesar del alto componente genético, y de que existen más de 1000 variantes polimórficas localizadas en más de 300 genes que han sido asociadas al trastorno según la base de datos "ADHD Database" en su última actualización de febrero de 2014, a día de hoy no se han descubierto marcadores genéticos que en conjunto confieran un alto riesgo de padecer TDAH. La diferencia entre el componente genético descrito por los estudios familiares y el componente genético encontrado en los estudios de asociación es lo que se denomina "heredabilidad perdida". Los esfuerzos futuros van encaminados hacia la búsqueda de otras variantes genéticas raras o poco frecuentes, el estudio de variantes de número de copias o CNVs, y el estudio de interacciones gen-gen o gen-ambiente.

Teoría evolutiva del TDAH

Los problemas para el individuo que subyace de esta enfermedad son ampliamente conocidos, pero, ¿determinadas características del TDAH podrían ser consideraras como rasgos ventajosos en condiciones ambientales distintas?. En este apartado se analizará la respuesta a la pregunta desde un punto de vista evolutivo.

La evolución se manifiesta como cambios en las frecuencias alélicas en la población de generación en generación. Las condiciones ambientales actúan sobre los distintos rasgos o comportamientos generados, seleccionando aquellas variantes genéticas que confieran una característica ventajosa. Un ejemplo que ilustra este hecho hace referencia al gen que codifica para el receptor de dopamina D4 (DRD4). El gen *DRD4* se encuentra localizado en el cromosoma 11 y es altamente polimórfico. Una de las variantes polimórficas más estudiadas se encuentra localizada en el exón 3 y se corresponde con una variante de número de repeticiones o VNTR. El número de repeticiones (R) en la población oscila entre 2 y 11, siendo la variante más frecuente la que se corresponde con 4R. Se ha determinado que la variante de 7R en la actualidad está presente en la población con una frecuencia mucho mayor que la que se esperaría por azar a pesar de haberse originado como un evento mutacional raro hace aproximadamente 40.000 años, por lo que diversos autores postulan que esta variante ha debido seleccionarse de manera positiva a lo largo de la evolución [15]. El alelo de 7R se asocia con el TDAH incrementando el riesgo de padecer el trastorno en torno a un 30% [16]. Gracias a estudios funcionales, se ha demostrado que genera niveles disminuidos de AMPc en la corteza prefrontal en comparación con la variante común de 4R [17]. Este hecho se relaciona con una menor descarga neuronal que se vincula a su vez con rápidas respuestas y adquisición de conductas de riesgo [18], una mayor descendencia [19] y con comportamientos que buscan la novedad [20]. Por lo tanto, la presencia de alelo de 7R podría suponer una ventaja adaptativa en ambientes cambiantes, épocas de escasez de recursos o circunstancias críticas que requieren una rápida respuesta a depredadores, mayor rendimiento para la caza o colonización de nuevos ambientes. Una evidencia clara de este aspecto lo veríamos en el trabajo llevado a cabo por Chuansheng y colaboradores, en el que analizaron las frecuencias del alelo de 7R en diferentes áreas geográficas y las vincularon con patrones migratorios. Encontraron que la frecuencia es baja en poblaciones estables desde el punto de vista migratorio como Asia, y alta en poblaciones como América con una alta influencia migratoria. Adicionalmente, determinaron que poblaciones que actualmente eran nómadas tendían a tener unas frecuencias del alelo de 7R más altas que las que practicaban un estilo de vida sedentario [21].

Siguiendo esta línea de trabajo, un segundo grupo de investigadores estudiaron a una tribu procedente de Kenia llamada "Ariaal" que se dividía en dos subpoblaciones: una de pastores nómadas y otra con costumbres más asentadas que practicaba la agricultura. El objetivo del estudio fue evaluar la correlación entre la frecuencia del alelo de 7R con el estado de salud (medido como número de personas con bajo peso) dentro de cada subploblación. Los resultados observados revelaron que las personas nómadas portadoras del alelo 7R estaban mejor nutridas que aquellas que no lo tenían. Sin embargo, en la población sedentaria ocurría exactamente lo contrario, los que portaban el alelo 7R tenían un estado de salud peor. Se concluía que el alelo de 7R asociado a conductas de riesgo y comportamientos hiperactivos confería una ventaja en unos determinados ambientes y no en otros [22].

Un hecho importante a tener en cuenta es que la teoría de la evolución apoya el concepto de selección positiva sobre poblaciones y no sobre el individuo. Es decir, un comportamiento, como adquirir conductas de riesgo físico, que conlleve a enfrentarse a depredadores o colonizar nuevos ambientes puede ser considerado perjudicial para un individuo, pero también puede generar beneficios concretos para la sociedad al aportar nuevo conocimiento al grupo. Es el equilibrio entre beneficios y desventajas tanto a nivel individual como a nivel grupal lo que determina la prevalencia de la enfermedad.

Los rasgos del TDAH que confieren un beneficio a lo largo de la evolución hacen referencia únicamente a los comportamientos hiperactivos/impulsivos y no a los rasgos de inatención [23]. El hecho de que se haya estimado una mayor heredabilidad o componente genético para los síntomas de hiperactividad/impulsividad (88%) que para los síntomas de inatención (79%) apoya dicha hipótesis [24]. En general, los síntomas de hiperactividad/impulsividad disminuyen con la edad convirtiendo a dicho subtipo de TDAH extremadamente raro en adultos [25]. La evolución en la reducción de dichos síntomas con la edad puede haber sido debido a la disminución de la probabilidad de que tales comportamientos produzcan información novedosa, además de un mayor coste derivado de la pérdida del individuo al adquirir conductas de riesgo [26]. Otro rasgo que se deriva de comportamientos hiperactivos o impulsivos y que podría conferir una ventaja adaptativa es la asociación con una mayor tasa reproductiva a edades más tempranas por adquirir mayores conductas sexuales de riesgo [27].

Los argumentos adicionales que apoyarían la teoría del TDAH como fenómeno adaptativo son los siguientes: es un trastorno con una alta prevalencia, su distribución es uniforme por toda la geografía, tiene un alto componente hereditario y es más común en los hombres

Lo comentado hasta el momento defiende la hiperactividad como un comportamiento adaptativo que da respuestas a funcionalidades del pasado. Sin embargo, hoy en día, con la aparición de nuevas necesidades, estos comportamientos no se adecuan a las expectativas de la sociedad actual que cuenta con códigos de conducta estructurados y rígidos, convirtiéndose en un fenómeno patológico. Aun así, la población continúa conservando la variación genética de estos rasgos originales debido en parte a que la "carga" adicional de los niños con TDAH es relativamente pequeña en la sociedad actual [28].

Existen evidencias de que los rasgos de hiperactividad e impulsividad puede suponer una ventaja adaptativa en determinados ámbitos de la sociedad a día de hoy. Los pacientes con TDAH se pueden beneficiar de los rasgos de impulsividad y la adquisición de conductas de riesgos al proporcionarles conductas más creativas [29]. De hecho, los estudios demuestran que los adultos con TDAH al poseer una mayor creatividad tienen más facilidad para conseguir determinados logros en la vida diaria como obtener una patente o la publicación de un libro [30]. Además, las características propias del TDAH pueden hacer que estas personas sean más adecuadas para trabajos que se benefician de la flexibilidad e impaciencia. Por ejemplo, los trabajos que requieren viajes frecuentes, o cambios recurrentes de tareas podrían ser especialmente favorables para las personas con TDAH. En este sentido, se ha descrito una asociación positiva entre los síntomas de hiperactividad con una mayor tasa de autoempleo. El autoempleo es beneficioso para las sociedades modernas ya que permite la creación de nuevos puestos de trabajo, la innovación y por consiguiente del crecimiento económico [31].

La conclusión que se deriva del presente capítulo es que el contexto ecológico y social en el que nos encontremos juega un papel fundamental en la determinación del beneficio o perjuicio que se deriva de determinados rasgos, viéndose reflejado en cambios en las frecuencias de determinados marcadores genéticos en función de la aparición de nuevas necesidades.

Referencias

1. Lange KW, Reichl S, Lange KM, Tucha L, Tucha O. The history of attention deficit hyperactivity disorder. Atten Defic Hyperact Disord 2010;2:241-255.
2. McLennan JD. Understanding attention deficit hyperactivity disorder as a continuum. Canadian Family Physician 2016;62:979–98.
3. American Psychiatric Association. Diagnostic and Statistical Manual of Mental Disorders, Fifth Edition. 2013.
4. Larson K, Russ SA, Kahn RS, Halfon N. Patterns of comorbidity, functioning, and service use for US children with ADHD, 2007. Pediatrics 2011;127:462-470.
5. Caci H, Asherson P, Donfrancesco R, et al. Daily life impairments associated with childhood/adolescent attention-deficit/hyperactivity disorder as recalled by adults: results from the European Lifetime Impairment Survey. CNS Spectr 2014;20:112-121.
6. The MTA Cooperative Group. A 14-month randomized clinical trial of treatment strategies for attention-deficit/ hyperactivity disorder. Multimodal Treatment Study of Children with ADHD. Arch Gen Psychiatry 1999:56;1073-1086.
7. Catala-Lopez F, Peiro S, Ridao M et al. Prevalence of attention deficit hyperactivity disorder among children and adolescents in Spain: a systematic review and meta-analysis of epidemiological studies. BMC Psychiatry 2012;12:168.
8. Polanczyk GV, Willcutt EG, Salum GA, Kieling C, Rohde LA. ADHD prevalence estimates across three decades: an updated systematic review and meta-regression analysis. Int J Epidemiol 2014;43:434-442.
9. Novik TS, Hervas A, Ralston SJ et al. Influence of gender on attention-deficit/hyperactivity disorder in Europe ADORE. Eur Child Adolesc Psychiatry 2006;15 Suppl 1:I15-24.
10. MacDonald K. Evolution and development. In: Campbell A, Muncer S, editors. Social development. UCL Press; London:1998. pp. 21–49.
11. Arnsten AF, Rubia K. Neurobiological circuits regulating attention, cognitive control, motivation, and emotion: disruptions in neurodevelopmental psychiatric disorders. J Am Acad Child Adolesc Psychiatry 2012;51:356-367.
12. Banerjee TD, Middleton F, Faraone SV. Environmental risk factors for attention-deficit hyperactivity disorder. Acta Paediatr 2007;96:1269-1274.
13. Faraone SV, Perlis RH, Doyle AE et al. Molecular genetics of attention-deficit/hyperactivity disorder. Biol Psychiatry 2005;57:1313-1323.
14. Hawi Z, Cummins TD, Tong J et al. The molecular genetic architecture of attention deficit hyperactivity disorder. Mol Psychiatry 2015;20:289-297.

15. Wang E, Ding YC, Flodman P et al. The Genetic Architecture of Selection at the Human Dopamine Receptor D4 (DRD4) Gene Locus. The American Journal of Human Genetics 2004;74:931–944.
16. Wu J, Xiao H, Sun H, Zou L, Zhu LQ. Role of dopamine receptors in ADHD: a systematic meta-analysis. Mol Neurobiol 2012;45:605–620.
17. Asghari V, Sanyal S, Buchwaldt S et al. Modulation of intracellular cyclic AMP levels by different human dopamine D4 receptor variants. J Neurochem 1995;65:1157–1165.
18. Rubinstein M, Cepeda C, Hurst RS et al. Dopamine D4 receptor-deficient mice display cortical hyperexcitability. J Neurosci 2001;21:3756–3763.
19. Garcia JR, MacKillop J, Aller EL et al. Associations between dopamine D4 receptor gene variation with both infidelity and sexual promiscuity. PLoS ONE 2010;5:e14162.
20. Benjamin J, Li L, Patterson C et al. Population and familial association between the D4 dopamine receptor gene and measures of novelty seeking. NatGenet 1996;12:81–84.
21. Chen, C, Burton M, Greenberger, E., & Dmitrieva, J. Population migration and the variation of dopamine D4 receptor (DRD4) allele frequencies around the globe. Evolution and Human Behavior1999;20:309–324.
22. Eisenberg D, Campbell B. TheEvolution of ADHD: Social Context Matters. SanFrancisco Medicine. 2011;84(8):21-22.
23. Matejcek Z. Is ADHD adaptive or non-adaptive behavior? Neuroendocrinol Lett 2003;24:148–150.
24. McLoughlin G, Ronald A, Kuntsi J, Asherson P, Plomin, R. Genetic support for the dual nature of attention deficit hyperactivity disorder: substantial genetic overlap between the inattentive and hyperactive-impulsive components. J Abnorm Child Psychol 2007;35:999-1008.
25. Mick E, Faraone SV, Biederman J. Age-dependent expression of attention-deficit/hyperactivity disorder symptoms. Psychiatr Clin North Am 2004;27:215–24.
26. Williams J, Taylor E. The evolution of hyperactivity, impulsivity and cognitive diversity. J R Soc Interface 2006;3:399–413.
27. Barkley RA, Fischer M, Smallish L, Fletcher K. Young adult outcome of hyperactive children: Adaptive functioning in major life activities. Journal of the American Academy of Child and Adolescent Psychiatry 2006;45:192–202.
28. Crawford Ch, Salmon C. Psychopathology or Adaptation? Genetic and Evolutionary Perspectives on Individual Differences and Psychopathology. Neuroendocrinology Letters 2002:23 (suppl. 4):39-45.
29. Boot N, Nevicka B, Baas M. Creativity in ADHD: Goal-Directed Motivation and Domain Specificity. J Atten Disord 2017;1:1-10[provisional].

30. White HA, Shah P. Creative style and achievement in adults with attention-deficit/hyperactivity disorder. Pers Individ Differences 2011;50:673–677.

31. Verheul I, Rietdijk W, Block J et al. The association between attention-deficit/hyperactivity (ADHD) symptoms and self-employment. Eur J Epidemiol 2016;31(8):793-801.

Eventos traumáticos en la infancia y su relación con las conductas suicidas

Silvia Vallejo Oñate

Resumen

El suicidio es un problema de salud pública de creciente importancia. Es la principal causa externa de muerte en muchos países, siendo la primera causa de muerte en jóvenes varones de 24 a 35 años. Se calcula que se produce un suicidio en el mundo cada 40 segundos y un intento cada dos. El comportamiento suicida es complejo y heterogéneo, se asocia con múltiples factores, tales como la presencia de psicopatología, ciertos rasgos de personalidad, eventos traumáticos en la infancia o eventos estresantes a lo largo de la vida.

Aprender a reconocer los factores clínicos, sociológicos, psicológicos y biológicos puede ayudar en la detección de individuos de mayor riesgo, y por ende, en la prevención de conductas suicidas.

Entre estos factores nos centraremos en la importancia de los eventos traumáticos en la infancia, por su relación con el desarrollo de patología psiquiátrica, mediante mecanismos epigenéticos que alteran la reactividad al estrés del individuo, su funcionamiento cerebral y a su comportamiento.

Introducción

Tanto el suicidio consumado, como las conductas suicidas o incluso la ideación suicida suponen hoy en día un importante problema de salud a nivel mundial. Su etiología heterogénea y la multitud de factores de riesgo implicados hace que sea difícil de predecir, suponiendo un auténtico reto para los profesionales sanitarios.

Se estima que aproximadamente entre el 0,5 y 1,4 % de las personas fallecen por suicidio, lo que supone una tasa de mortalidad de 11,6 por cada 100.000 personas.

Según datos de la OMS anualmente, cerca de 800 000 personas se quitan la vida y muchas más intentan hacerlo. Las cifras varían considerablemente de un país a otro, explicado en parte por las diferencias tanto a nivel socioeconómico como cultural [1]. Esta cifra no tiene en cuenta otras formas de suicidabilidad, como la ideación suicida o los intentos de suicidio, con una prevalencia aproximadamente del 25 y

175 veces respectivamente, la prevalencia de los suicidios consumados [2].

Principalmente en el mundo desarrollado las tasas de suicido se han incrementado un 60% entre la década de 1960 y 2012.

El comportamiento suicida varía en función del sexo, el rango de edad, la región geográfica y el estatus sociocultural, y variable en función de otros factores de riesgo, lo que sugiere como ya hemos mencionado una etiología muy heterogénea. Se sabe por ejemplo que los hombres se suicidan tres veces más que las mujeres, pero que éstas intentan suicidarse cuatro veces más que ellos, que las personas mayores lo intentan menos pero que tienen más éxito cuando lo hacen, o que las tasas prácticamente se duplican entre las personas solteras en comparación con las casadas.

El suicidio se asocia además con multitud de factores que pueden ir actuando de forma variable a lo largo de la vida del individuo alterando la función cerebral, causando así cambios a nivel cognitivo, emocional y del comportamiento, especialmente si existe algún tipo de psicopatología [3].

Predisposición y trauma

Podrían dividirse todos los factores mencionados en aquellos que consideramos "inmodificables", es decir que no pueden cambiarse a través de la intervención clínica, entre los que se incluyen fundamentalmente los factores sociodemográficos, así como los antecedentes de violencia e ideación suicida. Por otro lado se encuentran los factores de riesgo "modificables" que serían aquellos potencialmente mejorables con el tratamiento, entre ellos destaca la ansiedad, la desesperanza vital, el acceso a los medios para llevar a cabo el suicidio, el aislamiento social, la enfermedad médica y en especial, la enfermedad psiquiátrica,

Se sabe que la conducta suicida se asocia estrechamente a la enfermedad mental, siendo los trastornos del estado de ánimo los que más veces se asocian, pero no los únicos, también los trastornos psicóticos, los trastornos relacionados con el uso de sustancias, los trastornos de ansiedad o de personalidad, entre otros. Se calcula que entre un 90 y un 98 % de los adultos que cometen suicido tienen un trastorno mental [4].

En resumen y siguiendo el modelo de diátesis- estrés hablamos de la existencia de una predisposición biológica en ciertos sujetos sobre la que actúan diferentes factores estresantes vitales que daría como resultado la conducta suicida.

Entre todos los factores mencionados en el que más se va a incidir en este capítulo es en lo determinante de la presencia de un acontecimiento vital estresante en la vida del sujeto. Está estudiada y demostrada la relación entre el estrés y los acontecimientos vitales, tanto sobre la ideación como sobre la conducta suicida. Hablamos aquí principalmente de un estrés crónico, una serie de acontecimientos adversos presentes durante un cierto periodo de tiempo. Más adelante desarrollaremos como los estresores se relacionan con la conducta suicida, tanto a través de la producción de psicopatología como actuando sobre la vulnerabilidad individual de los sujetos.

Entre los acontecimientos vitales estresantes de la infancia vamos a centrarnos en los sucesos traumáticos infantiles, nos referimos aquí a cualquier suceso que provoque una situación de desbordamiento, que supere las capacidades del sujeto para asimilarlas y afrontarlas, y que debido a ello se puede convertir en traumática, perturbando los marcos de referencia del individuo. Según el CIE – 10, el Manual de Trastornos Mentales y del Comportamiento, el trauma *surge como una respuesta tardía o diferida a una situación o acontecimiento estresantes (de duración breve o prolongada) de una naturaleza excepcionalmente amenazante o catastrófica, que causaría por si misma un malestar generalizado en casi cualquier persona* [5].

Hay que destacar el trauma generado a través de las relaciones con las figuras de apego, las figuras cuidadoras de mayor importancia en la infancia. A veces estas se convierten en peligrosas para el niño, dejando de ejercer su función principal, la de proteger y dar sentido a todo lo que rodea al niño. Se considera maltrato infantil cualquier acción u omisión no accidental en el trato hacia el menor por parte de dichas figuras. Se puede clasificar en activo, como la violencia física, los abusos sexuales o el maltrato psicológico, y pasivo. Este último por su carácter silencioso con riesgo de pasar más fácilmente inadvertido, incluye la negligencia o falta de provisión de las necesidades básicas, y el abandono, en el que existe una ruptura con las figuras de apego.

Según una revisión de 2016 llevada a cabo en Estados Unidos, el 44 % de los niños en los países desarrollados y el 59 % de los niños de países en vías de desarrollo, habían sido víctimas de algún tipo de violencia en el año anterior [6]. Según datos de la OMS una cuarta parte de los adultos manifiesta haber sufrido maltratos físicos, y una de cada cinco mujeres y uno de cada trece hombres ha sido víctima de abusos sexuales en la infancia [7].

Aunque el maltrato infantil ha estado presente a lo largo de toda la historia de la humanidad, la atención jurídica y médica de los menores sometidos a maltrato no empezó a desarrollarse hasta la segunda mitad del siglo XIX. En el campo médico hay que mencionar a Ambroise Tardieu, profesor de medicina legal en París, que en 1868 publicó un trabajo sustentado en las autopsias de 32 niños que habían sido maltratados físicamente. Sin embargo no fue hasta 1961 cuando H. Kempe presenta ante la Academia Estadounidense de Pediatría un trabajo denominado "Síndrome del niño golpeado", cuando se toma en cuenta el problema como un asunto médico y de salud [8].

Efectos a largo plazo

Es por tanto un problema mundial, que afecta a todas las etnias y sustratos socioeconómicos, con graves consecuencias a largo plazo. Se estima que el 30 % de la psicopatología del adulto está relacionado con alguna clase de trauma en la infancia. La situación de maltrato provoca un estrés constante que interfiere en el correcto desarrollo de los sistemas nervioso e inmunitario, con importantes consecuencias a largo plazo. Se va a producir una alteración de los sistemas de respuesta al estrés por lo que en el futuro una exposición a niveles normales de estrés provoque una respuesta automática y exagerada de dichos sistemas, como si estuviesen bajo una situación de estrés extremo. Basándonos en la Teoría de la Sensiblización, referida a los cambios conductuales que se producen como resultado de la experiencia previa, van a ser necesarios niveles menores de estés para desarrollar psicopatología.

El impacto del evento traumático va a depender de múltiples variables, relacionadas con el tipo, duración o intensidad del maltrato, con las características de la víctima, los recursos y apoyos que pueda tener, y las propias situaciones que se vayan dando lugar a lo largo de su trayectoria vital. El resultado de todo ello es un riesgo aumentado en la vida adulta de enfermedades físicas, resultado de la inflamación crónica e inmunosupresión así como de la desregulación metabólica, entre ellas enfermedades cardiovasculares, diabetes, asma o cáncer [9]. También se observan alteraciones a nivel de las funciones ejecutivas cerebrales, así como mayor riesgo de psicopatología como ya hemos mencionado antes. El compromiso neurocognitivo se explica a través de la muerte neuronal así como de la reducción o alteración de los volúmenes cerebrales [10].

Posibles mecanismos epigenéticos

Pero, ¿cómo una experiencia vital temprana puede afectar al funcionamiento cerebral? Se conoce desde hace tiempo que las experiencias traumáticas, especialmente aquellas que ocurren durante la infancia, contribuyen al desarrollo de ciertas enfermedades mentales, y que son los genes que codifican los sistemas de respuesta al estrés los responsables de que esto ocurra. Lo que no estaba esclarecido era el mecanismo biológico a través del cual estas experiencias podían modificar la expresión génica. A medida que se ha ido avanzando y profundizando en el campo de la genética molecular estos mecanismos se han ido conociendo, y ha sido a través de la rama de la epigenética que muestra cómo se puede modificar el material genético sin necesidad de producir una mutación, es decir, modificar la cromatina sin provocar cambios en la secuencia de nucleótidos [11,12].

Figura 1: Efectos de la memoria epigenética y riesgo de suicidio

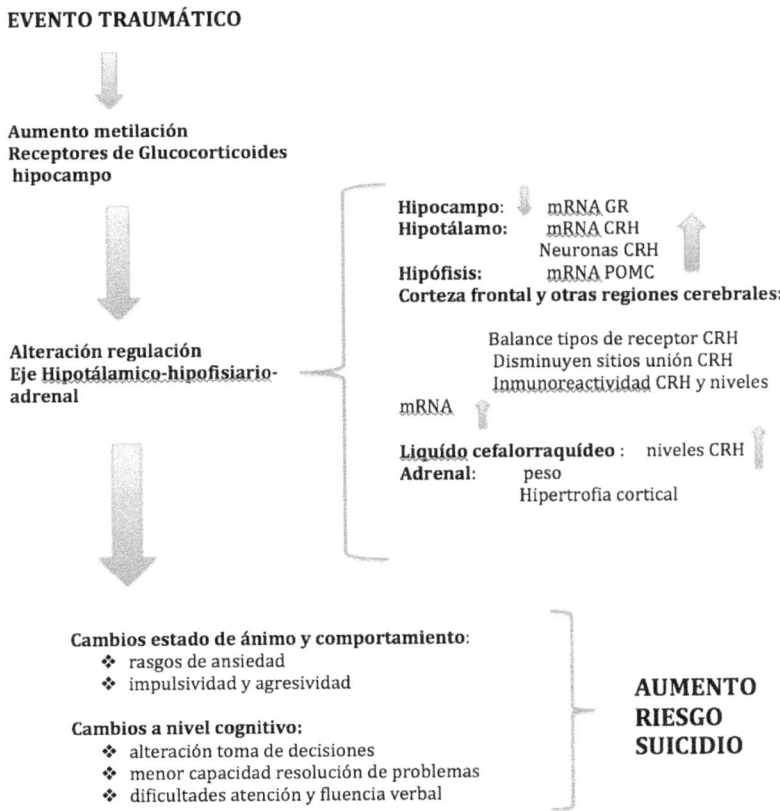

Explicación biológica del aumento del riesgo de suicidio en individuos expuestos a eventos traumáticos en la infancia.

Podemos decir que la epigenética es el mecanismo que permite adaptar la expresión de los genes al medio ambiente, desarrollando un comportamiento u otro en función de las necesidades del entorno. Es una forma de plasticidad cerebral de mayor relevancia en las primeras etapas del desarrollo, por lo que todo lo que suceda durante este tiempo va a tener un mayor impacto a nivel genómico. El resultado final es la formación de distintos fenotipos según el medio ambiente al que haya sido expuesto [13].

Entre los principales mecanismos epigenéticos se encuentra la metilación del ADN, la modificación de histonas y el que tiene lugar a través del ARN no codificante.

Los primeros estudios se llevaron a cabo en roedores en los que se observó que variaciones en el comportamiento materno se asociaban a variaciones en la metilación del ADN. Se ponía así de manifiesto la importancia de la interacción con las figuras de apego en las primera etapas. Posteriormente los hallazgos se extrapolaron al ser humano mediante estudios en los que se compararon cerebros de personas deprimidas que habían sufrido abusos en la infancia y de sujetos deprimidos sin historia de abusos observándose diferencias en la metilación [14]. El haber estado expuesto a eventos traumáticos en la infancia se asociaba a aun aumento en la metilación lo que provocaba una disminución en la expresión de los receptores de glucocorticoides en el hipocampo, disminuyendo el control inhibitorio que ejercen los mismos, dando como resultado un aumento en la reactividad del eje hipotálamo hipófiso adrenal, encargado de la coordinación de la respuesta al estrés. El resultado final visible de los cambios epigenéticos es la creación de fenotipos alterados, que presentan un patrón de comportamiento desadaptativo [15]. La hiperreactividad del eje provoca rasgos marcados de ansiedad, impulsividad y agresividad así como cambios a nivel cognitivo, por lo que estos sujetos presentan dificultades en la toma de decisiones y resolución de problemas, dificultades atencionales y en la fluencia verbal.

Diferenciamos así dos subtipos biológica y clínicamente distintos, aquellos que presentan una determinada patología mental y aquellos a los que a la patología mental se añade además una historia de abusos en la infancia. Estos últimos sujetos presentan un debut más precoz del trastorno psiquiátrico, mayor severidad de síntomas, mayor comorbilidad con otras patologías, y peor respuesta al tratamiento.

Por todo lo descrito anteriormente, estos sujetos sometidos a eventos traumáticos en la infancia con características marcadas de agresividad e impulsividad, presentan un riesgo aumentado para conductas suicidas, tanto de contemplación como de actuación suicida.

Aunque ya en la psiquiatría francesa del siglo XIX empieza a relacionarse el suicidio con la enfermedad mental, una pregunta ha estado desde entonces siempre presente ¿por qué unos pacientes presentan conductas suicidas y otros no? Continuamente acuden a consulta pacientes con problemas de ansiedad, depresión o de otra índole que nunca han presentado ideas de suicidio y que puede que nunca lleguen a presentarlas. Existen por tanto en la práctica clínica habitual ciertos fenotipos que se asocian irremediablemente a esta problemática, y es en la epigenética a través de la regulación génica donde encontramos una explicación a esta pregunta.

Los últimos estudios en esta campo tratan de explicar la conducta suicida como una adaptación biológica, dando una mayor importancia a los factores ambientales presentes a lo largo de la trayectoria vital del individuo, más que las variaciones genéticas individuales. En muchos de estos estudios se pone de manifiesto que la prevalencia de la ideación así como de los intentos de suicidio aumenta en función de la severidad e intensidad del abuso sufrido en la infancia. Se incide también la importancia de la edad a la que tiene lugar el evento traumático, observándose que cuanto más precoz es el evento más afectación va a haber en el desarrollo cerebral y peores consecuencias a nivel físico, mental y conductual.

Otras causas externas y prevención

A pesar de todos estos avances en la investigación, la prevención de la conducta suicida sigue siendo a día de hoy todavía complicada, y además difícil de cuantificar por la cantidad de tabús que existen aun en torno a la enfermedad mental.

Gracias a los estudios moleculares, al análisis en laboratorio y a las autopsias de cerebrales de personas que habían cometido suicidio, se han podido resolver muchas incógnitas, pero a pesar de ello actualmente todavía no existe un algoritmo claro para la prevención de las conductas suicidas en la práctica clínica. Lo que se ha puesto de manifiesto es que se debe poner el énfasis en la detección de los factores clínicos, psicológicos, sociológicos y biológicos que permitan seleccionar a dichos individuos de alto riesgo, dichos fenotipos anteriormente mencionados.

Hay que destacar los estudios llevados a cabo en Canadá, país con una elevada tasa de suicidios especialmente entre las comunidades indígenas que pueblan el norte del país [16]. Los indígenas, llamados inuit, representan el 4 % de la población total de Canadá e históricamente presentan una mayor tasa de alcoholismo y drogadicción, delitos y violencia doméstica. La región de Nunavut por ejemplo presenta una tasa de suicidio once veces mayor que el promedio nacional. Aunque históricamente el suicido en dichas comunidades se usaba como forma de purificación del alma para garantizar así a través de la muerte violenta el viaje al más allá, la situación actual es muy distinta. La investigación señala que el suicidio actual se relaciona con la reubicación llevada a cabo por el gobierno a principios de la década de 1960 de las familias inuit con el objetivo de asimilarlas dentro de la cultura occidental. Esto provocó un cambio en su forma de vida original, sustituyéndose su cultura tradicional por una moderna, lo que provocó serios conflictos internos de identidad. Se pusieron así de manifiesto los efectos negativos del colonialismo y de una rápida evolución de los valores con una falta de integración de los mismos. Se observó que los casos de suicido empezaron a aumentar dentro de la primera generación de los indígenas nacidos en las ciudades, entre los hijos de quienes habían crecido ya en las comunidades permanentes. Este "estrés cultural", equiparable a un evento traumático, ha dejado ya su impronta a nivel genético, apreciándose a día de hoy consecuencias que no se intuyeron en un inicio [17].

WHO. Mental health: suicide prevention. 2014 [18]

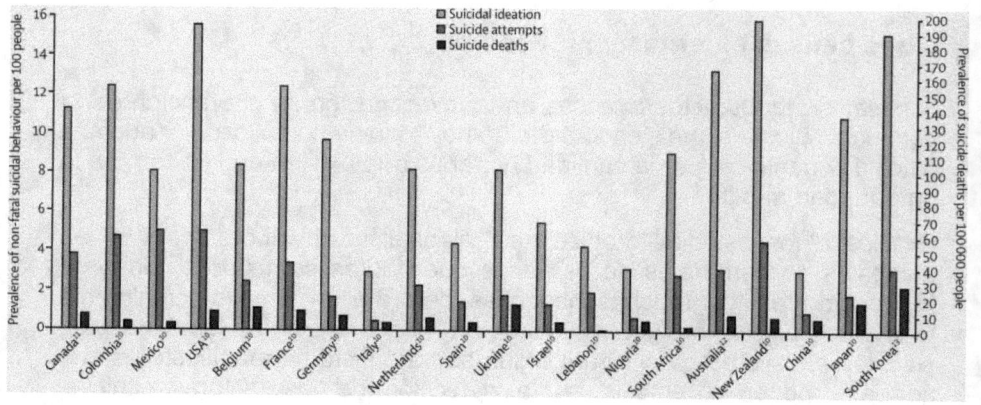

Conclusiones

Finalmente y desde una perspectiva más positiva habría que destacar algunos artículos que ponen de manifiesto el papel adaptativo que tienen algunas primeras experiencias de la infancia. Algunos estudios muestran como el crecer en ambientes adversos puede favorecer el desarrollo en la vida adulta de ciertas habilidades que les ayuden a manejarse mejor en un entorno hostil [19]. Se vio que los adultos que habían crecido en ambientes adversos e impredecibles puntuaban mejor en las pruebas que valoraban flexibilidad cognitiva. El haber tenido que enfrentarse a condiciones de adversidad e incertidumbre en la infancia potenciaba la capacidad de adaptarse con mayor facilidad a los cambios en la vida adulta. Este hallazgo va en contra de la idea de que el haber estado sometido a cierto nivel de estrés en la infancia deteriora globalmente todas las funciones cognitivas, si bien es cierto que estos individuos obtenían menor puntuación en pruebas de memoria, velocidad de procesamiento, atención y habilidades verbales. La explicación a nivel fisiológico se basa en el estado de hipocortisolismo que se crea al estar sometido a un elevado estrés, evitándose así el efecto tóxicos de los altos niveles de cortisol a nivel del hipocampo y la corteza prefrontal, ejerciendo un cierto nivel neuroprotector ayudando a preservar así las funciones cognitivas [20].

En otro estudio [21] se describe el efecto amortiguador que tiene el haber estado sometido a un estrés moderado en las primeras etapas de la vida, ayudando a hacer frente a los cambios y devenires posteriores y ejerciendo así un papel protector contra el desarrollo de depresión en la vida adulta. Por último, un estudio longitudinal [22] encontró que los individuos expuestos a un estrés moderado en la infancia reportaban una mejor salud mental que aquellos que habían sido sometidos altos niveles de estrés y que aquellos que no habían sufrido ninguna experiencia vital adversa.

No hay que por ello olvidar ni subestimar la importancia de una infancia marcada por la adversidad, y, aunque no podemos modificar los cambios ocurridos en el pasado, simplemente entendiendo que pasó, identificando el foco de estrés o el trauma sucedido, se puede contribuir a la aceptación del mismo, evitando así las consecuencias fatales que pueden llegar a tener lugar.

Referencias

1. WHO. Mental health: suicide prevention. . http://www.who.int/mental_health/suicide-prevention /en/ . Date: 2014.
2. Lutz PE, Mechawar N, Turecki G. Neuropathology of suicide: recent findings and future directions. Mol Psychiatry 2017;22:1395-412.
3. G. Turecki, D. A Brent. Suicide and suicidal behaviour. Lancet 2016;387:1227-39.
4. Benjamin J. Sadock, Virginia A. Sadock. Manual de bolsillo de psiquiatría clínica. Philadelphia: Editorial Wolters Kluwer Health. 5ª Edición, 2011.
5. Capítulo V: Trastornos Mentales y del Comportamiento. En Guía de bolsillo de la clasificación CIE- 10, Clasificación de los Trastornos mentales y del comportamiento. Madrid: Editorial Panamericana, 1994: 23-204.
6. Hillis S, Mercy J, Amobi A, et al. Global Prevalence of Past-year Violence Against Children: A Systematic Review and Minimum Estimates. Pediatrics 2016;137:e20154079.
7. Buchart, A. Harvey , A. P.,Mian, M., & Funiss, T. Preventing Child Maltreatment: a guide to taking action and generating evidence. World Health Organization and International Society for Prevention of Child Abuse and Neglect. WHO Library Cataloguing-in-Publication Data, 2006.
8. Andoni Anseán. Manual de Prevención e Intervención y postvención de la conducta suicida. Editado por Fundación Salud Mental España. 2ª edición, 2014.
9. Zulfiqar A. Bhutta, Richard L. Guerrant, Charles A. Nelson. Neurodevelopment, Nutrition, and Inflammation: The Evolving Global Child Health Landscape. Pediatrics 2017;139 (Supplement 1) S12-S22.
10. Berens AE, Jensen SKG, Nelson CA. Biological embedding of childhood adversity: from physiological mechanisms to clinical implications. BMC Med 2017;15:135.
11. McGowan, P; Sasaki, A; D'Alessio, ACD et al. Epigenetic regulation of the glucocorticoid receptor in human brain associates with childhood abuse. Nat Neurosci 2009;12:342-8.
12. Labonté, B; Suderman, M; Maussion, G, et al. Genome-wide epigenetic regulation by early-life trauma. Arch Gen Psychiatry 2012;69:722-31.
13. Turecki G, Ernst C, Jollant F, et al. The neurodevelopmental origins of suicidal behavior. Trends Neurosci 2012;35:14-23.
14. McGowan P, Sasaki A, D'Alessio A, et al. Epigenetic regulation of the glucocorticoid receptor in human brain associates with childhood abuse. Nat Neurosci 2009;12:342-8.
15. Turecki G, Ota VK, Belangero SI, et al. Early life adversity, genomic plasticity, and psychopathology. Lancet Psychiatry 2014;1:461-6.

16. Leenaars AA. Suicide prevention in Canada: a history of a community approach. Can J Commun Ment Health 2000;19:57-73.
17. Weber, B. Inuit suicide linked to modernization. The Globe and Mail. The Canadian Press Published January, 2008.
18. WHO. Mental health : suicide prevention. http: //www.who.int/mental_health/suicide-prevention /en/ .Date: 2014
19. Mittal C, Griskevicius V, Simpson JA, et al. Cognitive adaptations to stressful environments: When childhood adversity enhances adult executive function. J Pers Soc Psychol 2015;109:604-21.
20. Feeney J, Kamiya Y, Robertson IH, et al. Cognitive function is preserved in older adults with a reported history of childhood sexual abuse. J Trauma Stress 2013;26:735-43.
21. Shapero BG, HamiltonJL, Stange JP, et al. Moderate Childhood Stress Buffers Against Depressive Response to Proximal Stressors: A Multi-Wave Prospective Study of Early Adolescents. J Abnorm Child Psychol 2015;43:1403-13.
22. Seery MD, Holman EA, Silver RC. Whatever does not kill us: Cumulative lifetime adversity, vulnerability, and resilience. Journal of Personality and Social Psychology 2010;99:1025-41.

Jornadas y Seminarios en Medicina Evolucionista

En este apartado se muestran nuestras actividades relacionadas con la Medicina Evolucionista de los años 2009 a 2017.

2009: Jornada Inaugural:
Medicina Evolucionista y su aplicabilidad en Alergia e Inmunología
(2 de diciembre de 2009)

Coordinadores: Alvaro Daschner y Silvia Sánchez-Ramón
Moderadores: José-Luis Gómez Pérez y María-José Trujillo Tiebas

Bienvenida y presentación de la jornada
  A. Daschner. Servicio de Alergia, Hospital Universitario de la Princesa, Madrid
Medicina Evolucionista:¿Qué utilidad tiene?
  JE. Campillo Alvarez. Departamento de Fisiología. Universidad de Extremadura.
Mecanismos básicos en Evolución
  JL Gómez Pérez. Facultad de Biologia, Universidad Complutense, Madrid
Mecanismos genéticos en la Evolución y enfermedades
  MJ. Trujillo Tiebas. Servicio de Genética, Fundación Jiménez Diaz, Madrid
Evolución del género *Homo*
  L. Drak. Departamento de Zoología y Antropología Física, Facultad de Biología, Universidad Complutense, Madrid
El reconocimiento inmunológico desde una perspectiva evolucionista
  S. Sánchez-Ramón. Servicio de Inmunología,Hospital Universitario Gregorio Marañón, Madrid
Las enfermedades alérgicas en la Medicina Evolucionista
  A. Daschner. Servicio de Alergia, Hospital Universitario La Princesa, Madrid
Co-evolución entre parásito y hospedador
  C. Cuéllar del Hoyo. Departamento de Parasitología, Facultad de Farmacia, Universidad Complutense, Madrid
Virus H1N1: perspectivas evolucionistas
  T. Alarcón Cavero. Servicio de Microbiología, Hospital Universitario La Princesa, Madrid

2010: II. Jornada de Medicina Evolucionista:
De la paleopatología a los aspectos evolucionistas de la Medicina
(30 de noviembre de 2010)

Coordinadores: Alvaro Daschner, José-Luis Gómez Pérez y María-José Trujillo Tiebas

Las enfermedades infecciosas en la paleopatología
JL. Gómez Pérez. Facultad de Biologia, Universidad Complutense, Madrid

La cadera humana y la evolución del cerebro
G. Trancho: Departamento de Zoología y Antropología Física, Facultad de Biología - Universidad Complutense de Madrid

La conducta humana desde el punto de vista evolucionista
J. Sanjuan. Facultad de Medicina, Universidad de Valencia

Genética y epigenética en el proceso evolutivo del ser humano
MJ. Trujillo Tiebas. Servicio de Genética, Fundación Jiménez Diaz, Madrid

La hipótesis de la higiene en alergia y autoinmunidad
A.Daschner. Servicio de Alergia, Hospital Universitario La Princesa, Madrid

De ratones y mujeres: Dimorfismo sexual inmunológico desde una visión evolucionista
S. Sánchez-Ramón. Servicio de Inmunología,Hospital Universitario Gregorio Marañón, Madrid

2011: III. Jornada de Medicina Evolucionista:
Infecciones como motor de evolución
(29 de noviembre de 2011)

Coordinadores: Alvaro Daschner, María-José Trujillo Tiebas y José-Luis Gómez Pérez

Introducción e hipótesis: Micro-organismos y parásitos:¿patógenos o dependencia?
A. Daschner. Servicio de Alergia, Hospital Universitario de La Princesa, Madrid

¿Qué patógenos han dejado huella en el sistema inmunológico?
S. Sánchez-Ramón. Servicio de Inmunología, Hospital Universitario Gregorio Marañón, Madrid

Co-adaptación patógeno-vector: lecciones desde veterinaria
S. Olmeda García. Departamento de Sanidad Animal, Facultad de Veterinaria, Universidad Complutense, Madrid

Las parasitosis en la historia de la humanidad
C. Cuéllar del Hoyo. Departamento de Parasitología, Facultad de Farmacia, Universidad Complutense, Madrid

La historia evolutiva de Helicobacter pylori
T. Alarcon Cavero. Servicio de Microbiología, Hospital Universitario de La Princesa, Madrid

Papel del HLA en los tratamientos antirretrovirales en los pacientes VIH+
R. García Delgado. Servicio de Inmunología, Fundación Jiménez-Díaz-Capio, Madrid

De la quina a la vacuna de la Malaria: la lucha contra el paludismo
C. Giménez Pardo. Departamento de Microbiología y Parasitología, Facultad de Farmacia, Universidad de Alcalá de Henares

2012: IV. Jornada de Medicina Evolucionista:
Enfermedad y eficacia biológica
(4 de diciembre de 2012)

Coordinadores: Alvaro Daschner, José-Luis Gómez Pérez y María-José Trujillo Tiebas

Virus oncogénicos y evolución
　C. Reis Vieira. Stem Cells and Cancer research Group. Centro Nacional de Investigaciones Oncológicas (CNIO)

Genoma y salud: la visión de la variación genética y la adaptación
　J. Bertranpetit Busquets. IBE, Institut de Biologia Evolutiva (UPF-CSIC), Barcelona

De Freud a la epigenética
　ML. Martínez Frías. Facultad de Medicina, Universidad Complutense. Centro de Investigación sobre Anomalías Congénitas, Madrid

Sobre mitocondria y evolución: patología y adaptación
　MJ. Trujillo Tiebas. Servicio de Genética, Instituto de Investigación Sanitaria- Fundación Jiménez Díaz, Madrid

La enfermedad como precio por la diversidad
　M. Fernández Arquero. Sección de Inmunogenética, Servicio de Inmunología, Hospital Universitario San Carlos, Madrid

Inmunovigilancia o inmunoedición
　JR. Regueiro González-Barros. Departamento de Inmunología, Facultad de Medicina, Universidad Complutense, Madrid

2013: V. Jornada de Medicina Evolucionista:
Retando la Medicina Evolucionista. Niveles de adaptación y enfermedad
(3 de diciembre de 2013)

Coordinadores: Alvaro Daschner, José-Luis Gómez Pérez y María-José Trujillo Tiebas

Las diferentes caras de la Medicina Evolucionista
　A. Daschner. Servicio de Alergia. Instituto de Investigación Sanitaria. Hospital Universitario de la Princesa, Madrid

Papel de la selección natural frente a otros mecanismos de evolución
　J. Moreno Klemming. Departamento de Ecología Evolutiva, Museo Nacional de Ciencias Naturales-CSIC, Madrid

Epigenética y adaptación a corto plazo
　G. Pérez de Nanclares. Laboratorio de (Epi)Genética Molecular. Hospital Universitario Araba-Txagorritxu, Vitoria-Gasteiz

Programación fetal: ¿enfermedad programada?
　P. Montero López. Unidad de Antropología. Departamento de Biología, Universidad Autónoma de Madrid

Límites de la adaptación fisiológica y plasticidad fenotípica
　JF. Romero Collazos. Grupo de Investigación EPINUT. DeporClinic, Clínica de Medicina Deportiva y Fisioterapia. Coslada Madrid

Adaptación cultural: el ejemplo de la intolerancia a la lactosa
　MD. de Marrodán. Grupo de Investigación EPINUT. Dpto. de Zoología y Antropología Física. Facultad de Biología. Universidad Complutense de Madrid

2015: VI. Jornada de Medicina Evolucionista:
Personalidad y conducta. Los límites entre normalidad y enfermedad.
Un enfoque evolucionista.
(20 de enero de 2015)

Coordinadores: María-José Trujillo Tiebas, Alvaro Daschner y José-Luis Gómez Pérez

Las Enfermedades neurodegenerativas en el debate evolutivo
V. Volpini, Centro de diagnóstico Genético Molecular, Instituto de Investigación Biomédica de Bellvitge (IDIBELL), Hospital Durán i Reynals, Hospitalet de Llobregat, Barcelona

¿Es la hiperactividad una enfermedad moderna?
JJ. Carballo, Servicio de Pediatría, Fundación Jiménez Díaz (área Psiquiatría Infantil), Madrid.
C.I. Gómez Sánchez, Área de Genética y Genómica del IIS, Fundación Jiménez Díaz, Madrid.

Obesidad: biología, nutrientes y emociones
JA. Cabranes, Instituto de Psiquiatría y Salud Mental. Hospital Clínico San Carlos, Madrid.

Cambios morfológicos evolutivos cerebrales y trastornos del movimiento. ¿Que hemos conseguido y a qué precio?
P. García Ruiz-Espiga, Servicio de Neurología, IIS, Fundación Jiménez Díaz, Madrid.

Correlaciones clínico-genéticas en demencias degenerativas
E. Gómez Tortosa, Servicio de Neurología, IIS, Fundación Jiménez Díaz, Madrid

Trastornos del humor. Ventaja vs. desventaja evolutiva
E. Baca, Servicio de Psiquiatría, IIS, Fundación Jiménez Díaz, Madrid.

2015: VII. Jornada de Medicina Evolucionista:
Compromisos y compensaciones en evolución y salud
(1 de diciembre de 2015)

Coordinadores: Alvaro Daschner, José-Luis Gómez Pérez y María-José Trujillo Tiebas

Logros de la medicina: ¿cambiamos unas enfermedades por otras?
A. Daschner. Servicio de Alergia, IIS- Hospital Universitario de la Princesa, Madrid.

El porqué de las compensaciones: la imposibilidad del diseño óptimo.
JC. Álvarez Ruiz. Colegio Fuentelarreyna, Madrid & Á. Pérez Menchero, Canal Isabel II Gestión, Madrid.

El envejecimiento como compromiso evolutivo
J. Moreno Klemming. Departamento de Ecología Evolutiva, Museo Nacional de Ciencias Naturales- CSIC, Madrid.

La ventaja del heterocigoto frente al enfermo homocigoto
MJ. Trujillo Tiebas. Servicio de Genética, IIS- Fundación Jiménez Díaz, Madrid.

Pleiotropía antagónica: el ejemplo de la APOE4
A. Barabash Bustelo. Laboratorio de Endocrinología, IIS- Hospital Clínico San Carlos, Madrid.

Obesidad y ADHD: ¿contrapartida de ventajas heredadas?
E. Barbudo. Servicio de Psiquiatría, IIS- Hospital Universitario San Carlos, Madrid.

¿Son los ensayos clínicos la mejor herramienta para evaluarlos efectos de los medicamentos?
F. Abad. Servicio de Farmacología, IIS- Hospital Universitario de la Princesa, Madrid.

2017: VIII. Jornada de Medicina Evolucionista:
Comprensión desde una perspectiva evolucionista de la patología psiquiátrica.
Interacción herencia-ambiente
(28 de noviembre de 2017)

Coordinadores: María-José Trujillo Tiebas, Alvaro Daschner y José-Luis Gómez Pérez

Aspectos biológicos de la personalidad. ¿Qué nos dice la Genética?
MJ. Trujillo Tiebas. Servicio de Genética. IIS- Fundación Jiménez Díaz, Madrid.

Introducción al Trastorno Límite de la Personalidad (TLP). Patología dual
E. Guerrero Madrid. Psicóloga Responsable Área Infanto - Juvenil AMAI TLP, Madrid.

Modelos teóricos de intervención psicológica en el TLP y el Trastorno Bipolar
A. Gil Mingoarranz. Psicólogo de AMAI TLP, Madrid.

Eventos traumáticos en la infancia y su relación con las conductas suicidas
S. Vallejo Oñate. Servicio de Psiquiatría. IIS- Fundación Jiménez Díaz, Madrid.

Modelos psicológicos explicativos del TLP
F. Sánchez. Coordinador de Psicólogos de AMAI TLP, Madrid.

Trastornos de la conducta alimentaria y adaptación al medio
M. Faraco Favieres. Psiquiatra. Director Médico del Centro Adalmed, Madrid.

2010: Seminarios interdisciplinares en Medicina Evolucionista. Primer ciclo:

1. Seminario: Patología alérgica respiratoria y su enfoque evolucionista
(**Coordinador**: Alvaro Daschner)

Descripción de conceptos básicos en Genética evolutiva: founder effect, genetic drift, linkage disequilibrium
María-José Trujillo Tiebas

Tratamientos actuales en alergia
Isabel Ojeda

Parásitos Tricúridos y Ancilostómidos
Carmen Cuéllar

Efecto de la infección por Trichuris muris en un modelo murino de colitis experimental
Mari Carmen Vegas Sánchez

Posibilidades de tratamientos que surgen de un enfoque evolucionista
Alvaro Daschner

---

2. Seminario: Análisis de los aspectos "adaptativos" de los procesos epigenéticos y su implicación en reproducción humana
(**Coordinadora**: María-José Trujillo Tiebas)

Breve introducción a la epigenética
María-José Trujillo Tiebas

Estrategias de reproducción y sociobiología en primates
José-Luis Gómez Pérez

Epigenética del periodo pre-implantación
María-Luisa Martínez-Frías

Aspectos éticos de la reproducción asistida
Isabel Lorda Sánchez

---

3. Seminario: Enfermedades infecciosas y parasitarias en la antigüedad: aportaciones de la paleopatología
(**Coordinador**: José-Luis Gómez Pérez)

Las enfermedades infecciosas en paleopatología
José Luis Gómez Pérez

La sífilis y su determinación en los restos esqueletizados
Jesús Herrerín López

El diagnóstico paleopatológico de las enfermedades infecciosas: realidades, limitaciones y quimeras
Manuel Campo Martín

El papel del sistema inmunológico en la respuesta humana al bacilo de la tuberculosis
Silvia Sánchez-Ramón

2011: Seminarios interdisciplinares en Medicina Evolucionista. Segundo ciclo:

1.Seminario: Alimentos y evolución

(**Coordinadora**: Isabel Ojeda)

Introducción a los aspectos evolucionistas de la alimentación
Isabel Ojeda

Enfermedad celíaca y Evolución
Juan-Ignacio Serrano Vela

Implicación clínica de las modificaciones en la expresión de los alérgenos alimentarios
Carlos Blanco Guerra

Inducción oral de tolerancia con alimentos en pacientes alérgicos en grado intenso
Isabel Ojeda

---

2. Seminario Suicidio y evolución: una relación ¿paradójica?

(**Coordinador**: Hilario Blasco Fontecilla)

Muerte celular programada: del cáncer a las neuronas
Conchi Vaquero Lorenzo

El Determinismo Biológico en el marco de la Medicina Evolucionista
Ingrid Grueso

La cultura de la muerte en las diversas sociedades humanas
José-Luis Gómez Pérez

Suicidio y evolución: una paradoja aparente
Hilario Blasco Fontecilla

---

3. Seminario: Una perspectiva evolutiva y poblacional de la obesidad

(**Coordinador**: José Luis Gómez Pérez)

Introducción a aspectos evolucionistas de la obesidad
José-Luis Gómez Pérez

Impacto de la Globalización sobre la condición nutricional de los grupos humanos: transición nutricional y epidemiología de la obesidad
María-Dolores de Marrodán Serrano

¿Por qué unos engordamos más que otros? Ambiente, heredabilidad y genes de predisposición a la obesidad
Marisa González Montero de Espinosa

Identificación de variantes SNP (Single Nucleotide Polimorphisms) asociadas a composición corporal: resultados en poblaciones latinoamericanas actuales
Maria-Soledad Mesa

4. Seminario: Alteraciones de la pubertad en el ser humano

(**Coordinadora**: María-José Trujillo Tiebas)

Introducción a los aspectos evolucionistas de la pubertad
María-José Trujillo Tiebas

Desarrollo sexual en primates
Ingrid Grueso

Trastornos de la pubertad desde un punto de vista endocrinológico: pubertad precoz y pubertad retrasada
Leandro Soriano Guillén

Síndromes genéticos que cursan con trastornos de la pubertad
Isabel Lorda Sánchez

5. Seminario: Dimorfismo sexual en sistemas no reproductivos: perspectiva evolucionista

(**Coordinadora**: Silvia Sánchez-Ramón)

Dimorfismo sexual en la percepción del dolor
Eduardo Sánchez Pérez

Dimorfismo sexual inmunológico
Marta Tejera-Alhambra

Tratamiento del Dimorfismo sexual en la Historia de la Ciencia
Carine Mournaud

6. Seminario: Infecciones como motor de evolución

(**Coordinador**: Alvaro Daschner)

¿Qué papel tienen los micro-organismos y parásitos en nuestra salud?
Alvaro Daschner

Los parásitos del pasado
Carmen Cuéllar

¿Qué nos dice el sistema inmunológico sobre nuestra relación con micro-organismos en el pasado?
Silvia Sánchez-Ramón

Variabilidad de los genes HLA
Miguel Fernández Arquero

2012: Seminarios interdisciplinares en Medicina Evolucionista. Tercer ciclo:

1. Seminario: Cáncer y evolución I

(**Coordinadores**: José-Luis Gómez Pérez y Eva Arranz Muñoz)

El cáncer en la paleopatología
 José-Luis Gómez Pérez

Evolución clonal en el cáncer: Selección natural a nivel celular
 Eva Arranz Muñoz

Domesticación y cáncer
 Manuel de Pablo Martínez-Ubago

El papel del sistema inmunitario en el cáncer
 José Ramón Regueiro González-Barros

---

2. Seminario Cáncer y evolución II

(**Coordinadores**: Eva Arranz Muñoz y José-Luis Gómez Pérez)

Los virus y el cáncer
 Catarina Reis Vieira

Estudios farmacogenéticos para la personalización de tratamientos
 Rosa Riveiro Álvaro

Las mutaciones frente a inhibidores de Tirosincinasa BCRABL1 en el tratamiento de la Leucemia Mieloide Crónica. Preexistencia, coexistencia y resistencia
 Juan Luis Steegmann Olmedillas

---

3. Seminario: Alimentos vivos: una perspectiva evolucionista

(**Coordinador**: Alvaro Daschner)

Los parásitos en los alimentos
 Carmen Cuéllar del Hoyo

Seguridad alimentaria: ¿De qué debemos protegernos?
 Mº del Carmen de la Rosa Jorge

Alimentos fermentados: su relación con nuestro microbioma
 Carmina Rodríguez

¿Pueden los alimentos susituir los pre-, pro-, y postbióticos?
 Alvaro Daschner

4. Seminario: Talla baja idiopática. Análisis de la talla desde una perspectiva evolucionista
(**Coordinadora**: María-José Trujillo Tiebas)

Aspectos antropológicos de la talla en la especie humana
José-Luis Gómez Pérez
Aspectos genéticos de la talla baja patológica
María-José Trujillo Tiebas
Aspectos genéticos de la talla baja idiopática
María Fenollar Cortés
Utilidad de la serie ósea en el diagnóstico diferencial de talla baja
Ignacio Pastor

2013: Seminarios interdisciplinares en Medicina Evolucionista. Cuarto ciclo:

1.Seminario: La evolución de la dentición en el ser humano ¿Como ha influido en nuestra forma de vida? DIETA vs. ESTÉTICA
(**Coordinadora**: María-José Trujillo Tiebas)

Dientes en primates. Dientes en humanos. Semejanzas y diferencias.
José-Luis Gómez Pérez
Genes implicados en el crecimiento y desarrollo craneofacial.
María-José Trujillo Tiebas
La salud buco-dental hoy, perspectiva evolutiva.
José Ignacio Zalba

2. Seminario: La pigmentación de la piel. Variabilidad y patología. Adaptación al medio
(**Coordinadora**: María-José Trujillo Tiebas)

Aspectos adaptativos/ desadaptativos del color de la piel.
José-Luis Gómez Pérez
La implicación del gen *TYR* en el albinismo humano.
Mónica Martínez García
Tipos cutáneos solares. Urticaria solar
Carmen García García

3. Seminario: Mecanismos inmunitarios con potencial antitumoral: lo que podría funcionar
(**Coordinador:** José-Ramón Regueiro González-Barros)

Mecanismos inmunitarios con potencial antitumoral: lo que podría funcionar
José-Ramón Regueiro Gomzález-Barros
Inmunoprofilaxis e inmunoterapia del cáncer en seres humanos: lo que funciona
Luis Alvarez-Vallina
Mecanismos inmunitarios con potencial antitumoral: lo que podría funcionar
Pedro Roda-Navarro

4. Seminario: Cereales: domesticación, adaptación y enfermedad
(**Coordinador:** Alvaro Daschner)

Domesticación de los cereales y la historia del pan
Alvaro Daschner
Cereales, IgE y alergia
Isabel Ojeda
Patologías por sensibilidad al gluten ¿hay alguna relación con cambios en el manejo de los cereales?
Juan-Ignacio Serrano-Vela:
Elaboración de derivados de cereales y gluten
Esperanza Torija Isasa

2014: Seminarios interdisciplinares en Medicina Evolucionista. Quinto ciclo:

1. Seminario: La Alergia a *Anisakis simplex*: consideraciones evolutivas para su comprensión

(**Coordinador:** Alvaro Daschner)

El nematodo *Anisakis*: Biología, adaptación, co-evolución
Carmen Cuéllar
Estudios filogenéticos de los alergenos de *Anisakis* y su interpretación evolutiva
Juan González Fernández
Comprender la alergia a *Anisakis* a través de nuestra historia evolutiva.
Alvaro Daschner

2. Seminario: Bases neurológicas y genéticas de la personalidad y la conducta
(**Coordinadora:** María-José Trujillo Tiebas)

Trastornos neurológicos de origen genético. Algunos ejemplos.
Mª José Trujillo Tiebas
Correlaciones clínico-genéticas en demencias
Estrella Gómez Tortosa
¿Es la hiperactividad una enfermedad moderna?
Clara Isabel Gomez Sanchez

3. Seminario: Ecología externa- ecología interna. Abordaje en salud y enfermedad
(**Coordinadores:** Alvaro Daschner & José-Luis Gómez Pérez)

Hipótesis introductiva
José-Luis Gómez Pérez
Ecología evolutiva: conceptos básicos
Juan Moreno Klemming
Alteraciones en la ecología de la microbiota humana y enfermedad
Alvaro Daschner
Efecto de pre- y probióticos sobre la ecología intestinal
Diego Domingo

4. Seminario: Embarazo y parto. Del proceso natural a la atención especializada.
(**Coordinadora:** María-José Trujillo Tiebas)

Evolución, gestación y malformaciones congénitas.
Carmen Ramos Corrales
Embarazo y parto: De los primates a la asistencia clínica actual.
Cristina Bernis Carro
Embarazo y parto: Experiencia profesional.
Joaquín Diaz Recasens

2015: Seminarios interdisciplinares en Medicina Evolucionista. Sexto ciclo:

1. Seminario: Alimentos e inflamación (I)
(**Coordinador:** Alvaro Daschner)

Introducción a la perspectiva evolutiva de los efectos inflamatorios de los alimentos
Alvaro Daschner
Bases inmunológicas de la inflamación
José-Ramón Regueiro González-Barros
Mecanismos inmunológicos de la intolerancia a los AINES
Gabriela Cantó

---

2. Seminario: Evolución y pérdida de memoria: Quejas de pérdida de memoria, Deterioro Cognitivo Leve y Enfermedad de Alzheimer
(**Coordinadores:** Ana Barabash Bustelo y José Antonio Cabranes Díaz)

Alteraciones cognitivas en el DCL y su utilidad como marcadores de evolución a EA
Alberto Marcos Dolado
Papel de la genética en la demencia de tipo degenerativo
Ana Barabash Bustelo
Neuroimagen y pérdida de memoria
José Antonio Cabranes Díaz

---

3. Seminario: Envejecimiento en una perspectiva evolutiva
(**Coordinadores:** María-José Trujillo Tiebas & José-Luis Gómez Pérez)

El proceso biológico del envejecimiento
José-Luis Gómez Perez
El sistema inmunitario: un marcador y modulador del envejecimiento
Mónica de la Fuente del Rey
Envejecimiento y hueso: un malentendido biológico de posible solución
Pedro Esbrit Argüelles

4. Seminario: Alimentos e inflamación (II)
(**Coordinadores:** Alvaro Daschner y Manuela-Belén Silveira)

Carbohidratos, resistencia a la insulina e inflamación
Alfonso Arranz Martin
Ácidos grasos e inflamación
Mabuela- Belén Silveira
¿Existe una dieta anti-inflamatoria?
Alvaro Daschner

2016: Seminarios interdisciplinares en Medicina Evolucionista. Séptimo ciclo:

1. Seminario: Lenguaje, sordera y comunicación
(**Coordinadora:** María-José Trujillo Tiebas)

Breve introducción
María-José Trujillo Tiebas
Genética de las Sorderas
Ignacio del Castillo
La Lengua de Signos
Sheila Díaz Marqués
Fisiología auditiva, audición, presbiacusia y lenguaje
Mª Visitación Bartolomé Pascual

2. Seminario: Vacunar o no vacunar..esa es la cuestión. Individuo frente especie vs. interés personal frente a interés público
(**Coordinadora:** María-José Trujillo Tiebas)

La vacunación desde el punto de vista del Pediatra
Nelmar Valentina Ortiz Cabrera
Vacunación infantil. Recomendaciones desde Consejo Interterritorial del Sistema Nacional de Salud
Aurora Limia Sánchez
La vacunación desde el punto de vista poblacional
Fernando González Romo

3. Seminario: "Fight or flight". Aplicación práctica en alergia
(**Coordinador:** Alvaro Daschner)

Perspectiva evolutiva de la inmunoterapia específica
Alvaro Daschner
Inducción a la tolerancia alimentaria como nuevo paradigma alergológico
Isabel Ojeda
¿Influye la edad de introducción al gluten al pronóstico de su tolerancia posterior?
Juan-Ignacio Serrano Vela

4. Seminario: Luz, ritmos y evolución
(**Coordinadores:** Alvaro Daschner y Manuela-Belén Silveira)

Visión y evolución
Carmen Ayuso
Luz y civilización: consideraciones endocrino-metabólicas
Manuela-Belén Silveira
Enfermedades psiquiátricas, luz y ritmo
Eduardo Barbudo

2017: Seminarios interdisciplinares en Medicina Evolucionista. Octavo ciclo:

1. Seminario: El hombre, el entorno y la medicin
(**Coordinadores:** Alvaro Daschner y Belén Silveira Rodríguez)

La idea del buen salvaje
Valerio Rocco Lozano
Factores antropogénicos
Belén Silveira Rodríguez
Estudios temprano y olvidados sobre la importacia de la flora intestinal (René Dubos)
Alvaro Daschner

2. Seminario: Contaminantes y adaptación
(**Coordinadores:** Cristina Sánchez Melchor y Alvaro Daschner)

Hormesis: Lo que no mata, fortalece
Cristina Sánchez Melchor
Contaminantes ambientales y evolución, perspectiva desde la salud pública
Patricia Cervigon
Contaminantes en alimentos: regulación, orígenes y evolución
Silvia Iñigo Nuñez

3. Seminario: Disruptores endocrinos:¿hacia donde nos llevan?
(**Coordinadora:** María-José Trujillo Tiebas)

Disruptores endocrinos:¿hacia donde nos llevan?
Nicolas Olea
Repercusiones metabólicas de la exposición a disruptores endocrinos
Belén Silveira Rodríguez
Pubertad Precoz Idiopática, ¿genética o ambiente?
N. Valentina Ortiz Cabrera

4. Seminario: Hongos y su potencial pro-inflamatorio
(**Coordinador:** Alvaro Daschner)

Introducción al reino de los hongos
María Teresa Telleria
Mictoxinas alimentarias y ambientales
Sari Arponen
¿Porqué somos vulnerables a reaccionar exageradamente a hongos y humedad?
Alvaro Daschner

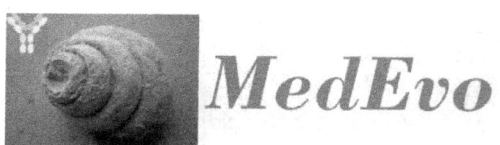

Los futuros Seminarios y Jornadas se anunciarán en

www.medicinayevolucion.com

Índice analítico

A

Abejas 100
Abreu, MT 109, 116, 120, 121
Abuso de sustancias 125
Abusos en la infancia 140
Abusos sexuales 136, 137
Ácaros 20, 21, 105
Ácaros de depósito 20
Aceptación científica 23
Ácido glucurónico 76
Ácido N-acetilneuramínico 76
Ácido pseudamínico 80
Ácido siálico 74, 76, 79, 80, 85, 86, 87
Adaptación 17, 58-62, 69, 78, 82, 93, 141
ADN 47, 75, 140
ADRA2a 127
AECOSAN 26, 37
Aflatoxina 34
Aflatoxinas 33
Agency for research of cancer 35
Agentes nocivos 16, 94, 97, 99
Agentes peligrosos 93, 94
Agresividad 140
Alcaloides 29
Alcaloides ergotamínicos 33
Alcoholismo 142
Aldosas 76
Alelo 116, 117, 128
Alérgenos 21, 92, 100, 102, 104, 105, 108
Alérgenos mayores 102
Alergia 10-22, 28-30, 70, 87, 94-105
Alfa-1,3-galactosiltransferasa 87
Alfa-Gal 87
Algas 53
Alimentary toxic aleukia 29
Alternaria alternata 12, 21
Alzheimer 11, 23, 50, 51, 56
Ambientes creativos 123
Aminoazúcares acetilados 76
AMPc 128
Anergia 98, 101, 107

Anfibios 81, 82
Animales vertebrados 27, 79
Ansiedad 124, 135, 136, 140, 141
Antibióticos 27, 28, 53, 61, 65, 66
Anticuerpos 82, 83, 84, 85, 87, 101
Anticuerpos anti-gal 85
Antifúngicos 17, 27, 28, 53
Antígenos 78, 92-108
Anti-inflamatorio 92, 97, 98
Antineoplásicos 27, 28
Antioxidantes 38, 44, 49, 51, 53
Anti-tuberculostaticos 64
Archaea 79
Ariaal 129
ARN 75, 140
Arteriosclerosis 86
Artritis reumatoide 85
Asma .... *véase* Asma bronquial
Asma bronquial 12
Asma bronquial intrínseco 12
Aspergillus 12, 22, 33, 34, 37, 40
Autofagia 51, 52
Autoinmunidad 85, 94, 98, 106
Auxinas 53
Aves 81, 83, 86
Avispas 53, 100
Avispas parásitas 53

B

β-amiloide 50
β-glucano 12, 13, 18

Bacilos gram-negativos 66
Bacterias fotosintéticas 53
Basófilo 100, 105
Bernard, C. 93, 108
Bet v 1 102
Biblia 29
Bio-marcador 12

147

Biomarcadores .... *véase* Biomarcador
Bio-partículas 16
Bipedestación 82
Bisphenol A 32,118, 121
Blix 75, 79
Brujas de salem 29
Burnet, FM 104, 109

C

Cambio climático 26, 37, 38
Cambios en la vida adulta 143
Cambios epigenéticos 117, 140
Cambios evolutivos 18, 82, 118
Cáncer 30, 46-54, 85, 86, 94, 118, 138
Cannon, WB 93, 108
Caracteres sexuales secundarios 112, 114
Característica ventajosa 128
Carga genética 125
Carne roja 85, 86
Carrera armamentística 53
Causa específica de la enfermedad 60, 64
Causalidad 13, 22
Cazador - recolector 28
Cazadores recolectores 59
Cazadores-recolectores 112
Células B 97
Células efectoras 96, 97, 98, 99, 100
Células NK 107
Células T CD25 101
Células T efectoras 97, 98, 102
Células T específicas 98, 102
Células T reguladoras 97, 98, 99, 101
Cereales 20, 26, 29, 30, 32, 33, 35, 36, 37
Cetosas 76
Chernóbil 47
Chlorpromazine 52
Ciencia biomédica 8
Ciencias humanistas 8
Citidinamonofosfato-n-acetilneuramínico
    hidroxilasa 80
Citometría de flujo 101
Citoquinas 12, 18, 34, 52, 102-107
Citotoxina subtilasa 86

Cladosporium herbarum 12
Claviceps purpurea 11
CMAH 80, 81, 82, 83, 89
CNVs 127
Codex alimentarius 36
Co-evolución 16, 58
Co-factores 13
Colonización de nuevos ambientes 128
Competición 17
Complemento 84
Comportamiento 129-140, 144
Compuestos orgánicos volátiles 20, 27
COMT 127
Comunidades microbianas intestinales 60
Concepto de mono-causalidad 13
Condiciones ambientales
    .... 37, 43, 54, 67, 118, 128
Conducta 14, 17, 20, 35, 124,
    .... 130, 135, 136, 141, 144
Conducta del enfermo 17
Conductas de riesgo 126, 128, 129
Conductas sexuales de riesgo 130
Conflictos internos de identidad 142
Consumo energético 119
Contaminación 20, 35, 37
Continuidad antigénica 107, 108
Cornezuelo 29
Corteza prefrontal 126, 128, 143
Corteza sensorial 126
Cosechas 26, 29, 36
Crustáceos 86
Curcumina 51, 54

D

Dampness and mold hypersensitivity
    syndrome 10, 11
Daño oxidativo 42, 47, 51, 52, 83
DDC 127
De número de copias 127
Dectina 18
Defecto 15, 123
Defensa 10, 14-20, 23, 43, 60, 79, 94, 99
Déficit alimentario 54

Delitos 142
Depredadores 53, 128, 129
Depresión 125, 126, 141, 143
Der p 1 102
Derrames cerebrales 50
Desalergenización 105
Descripción mecanística 14, 22
Desempleo 123, 125
Desensibilización 108
Desoxialdosas 76
Desregulación metabólica 138
Dhabhar 94, 109
Diabetes 138
Dificultades atencionales 140
Dificultades en la toma de decisiones 140
Disfunción cerebral mínima .... véase TDAH
Disruptores endocrinos 26, 32
DLK1 .... 112, 117, 121
DMHS 10, 11, 24
DNA 34, 74, 75
Dolor 13
DON 32, 35
Dopamina 126, 128
DRD2 127
DRD4 .... 123, 127, 128, 132
Drogadicción 142
Drosophila melanogaster 20, 45
DSM-III 124
DSM-V 124

E

E. Coli 86
Edificios 11, 12, 14, 27, 28
Efecto adverso 14
Efecto hormético 44, 47, 85
Efecto tóxico 16, 32, 66, 86
Efectos adversos 19, 22, 26
Effector-triggered immunity) 95
EFSA 26, 37
EGCG 42, 51, 54
Eje hipotálamo hipófiso adrenal 140
Eje hipotálamo-hipófisis-gónadas 112
El factor nuclear kappa B 35

Embudo alimentario 36, 37
Enfermedad coronaria 50
Enfermedad de graves 85, 87
Enfermedad del suero 84
Enfermedades autoinmunes 50, 86
Enfermedades cardiovasculares 138
Enfermedades epidémicas 64
Enfermedades inflamatorias crónicas 60
Enfermedades neurodegenerativas 11, 51
Enfermedades reumatológicas 13
Enfoque multidisciplinar 8
Enterococos 66
Entorno 16.-22, 27, 38-39, 58-69, 78,
                .... 99, 100, 107, 124, 139, 143
Entorno total 63
Envejecimiento 42, 44, 49, 50, 51, 54
Envejecimiento 49
Epidemiología 13
Epigalocatequina galato 42, 51
Epigenética 138, 139, 141
Epigenético 112
Epítopos 78
Ergotismo 11, 29
Esclerosis lateral amiotrófica 11
Esclerosis múltiple 11
Especies reactivas de oxígeno 49, 50, 52
Esporulación 26
Esquizofrenia 51, 52
Estafilococos 66
Estatinas 27
Estatus sociocultural 135
Ésteres de ácidos grasos 32
Estrés 42-43, 49-54, 65, 66, 92-94, 104,
                .... 126, 134-143
Estrés oxidante 49
Estrés oxidativo 43, 51, 52
Estresor 53, 93
Estudios clínicos 108
Estudios epidemiológicos 12, 13, 14
Etapas del desarrollo 139
Etiología 125, 134, 135
Eubacterias 79
Eventos estresantes 134
Eventos traumáticos 134, 139, 140
Evidencia científica 11, 15, 63

Evolución socio-cultural 8
Exacerbación 13
Experiencias de la infancia 143
Exposición... 11-23, 29-38, 44-49, 55, 83, 92,
.... 98, 101, 103, 118, 126, 137
Extinción 17
Extractos diagnósticos 21

F

Factores ambientales... 10, 34, 119, 126, 141
Factores clínicos 134, 141
Factores externos 17, 54
Factores sociodemográficos 135
FAO 36, 41
Fatiga 13, 23
Fenotipos 68, 139, 140, 141
Fermentados 28, 38, 69, 72
Fertilidad 114, 117, 118
Fiebre tifoidea 83
Fight or flight 93, 104
Figuras de apego 136, 140
Fisiopatología 10, 64, 74, 88
Flexibilidad 130, 143
Flora intestinal 35, 38, 58, 66, 67
Fluencia verbal 140
Fracaso escolar 123, 125
Frecuencias alélicas 128
Frío 12, 21
FSH 113
Fucosa 76
Fuego de san antonio 29
Fukushima 49, 55, 56
Fumonisinas 33
Funciones cognitivas 50, 143
Fusarium 11, 32, 33, 35, 117
Fusarium tricinctum 11

G

GABA 113
Galactosa 76, 87
Gametogénesis 113

Gasto energético 50
Gen-ambiente 127
Genoma 74, 75, 82
Genotipo 83
Geosmina 20
Glicanos 74, 75, 77, 78, 79
Glicobiología 74, 88
Glicoma 74, 75, 76, 88
Glicosilación 75, 78, 85
Glucano 74
Glucosa 32, 74, 76
Glucósidos 32
Glucurónidos 32
Glutation 38, 47
Glutatión 52
GNRH 112, 113, 116
Gonadotropinas 113
Gould, SJ 59, 69
GSH 52

H

Habilidades verbales 143
Hambruna de bengal 30
Hartman, D 49, 50
Helicobacter pylori 65
Hemoxigenasa 1 54
Hepatitis a 65
Hepatocarcinoma 30, 34
Hepatotoxicidad 30
Herbicida 27
Herbívoro 53
Heredabilidad 126, 129
Heredabilidad perdida 127
Herpes 65
Higiene 64, 70
Himenópteros 100, 105
Hipocampo 140, 143
Hipocortisolismo 143
Hipogonadismo 116
Hiroshima 46
Histonas 78, 140
Historia evolutiva 10, 74, 77, 87, 94
Homeostasia 93

Homeostasis.................28, 44, 57, 93, 96
Homeotermia.................................17
Homininos....................................82
Homo sapiens.................................28
Hongos................10-30, 32-37, 53, 104, 117
Hormesis................42, 43, 44, 48, 53, 54
Howitz, KT..............................53, 57
HSP.......................42, 51, 52, 54
HTR2A.....................................127
HTR2C.....................................127
Humedad..................................10-29

I

IgE............10-21, 87, 100, 101, 104, 105, 110
IgG...101
IgG4...........................97, 100, 105
IL-10...........................99, 102, 109
IL-4.......................................102
Impaciencia................................130
Impulsividad......123, 124, 126, 129, 130, 140
Inducción a la tolerancia...................108
Infección fúngica............................17
Infección invasiva...........................18
Infecciones. 11-18, 52, 58, 60, 66, 67, 83, 86, 92, 94, 95
Infecciones parasitarias.....................16
Inflamación......12, 16, 18, 22, 52, 83, 85, 86, 96, 97, 100, 138
Inmunodeficiencia........................12, 17
Inmunoglobulinas..........12, 85, 87, 97, 101
Inmunopatología..............10, 19, 22, 99
Inmunosupresión..................28, 34, 138
Inmunoterapia.......3, 92, 105, 106, 107, 108
Insecticida..................................27
Insectos.........................28, 29, 53
Inteligencia humana..........................86
Intentos de suicidio........................135
Interacciones gen-gen.......................127
Inversión parental.....................118, 125
Invertebrados................................79
Investigación holística......................63
Isotipos................................12, 101

IUPAC..74

K

Kempe, H....................................137
Kisspeptinas............................113, 117
KISSR....................................112
Klebsiella pneumoniae.................66, 67
Klenk, E................................75, 79
Koch, R.............................63, 64, 121

L

Lactobacilos............................66, 67
Landsteiner..................................74
Lappé, M.....................................20
Legionella pneumophila.....................80
Letalidad....................................17
Levaduras...............................26, 50
Levene.......................................75
Levítico.....................................11
LH...113
Linfocitos B y T............................107
Lipopolisacárido........................66, 80
LNT......................42, 45, 46, 47, 49, 55
LPHN3....................................127
LPS...66

M

Malaria.................................11, 82
Malformaciones............................7, 47
Maltrato infantil....................136, 137
Maltrato psicológico........................136
Mamífero.....................................87
Mamíferos.........17, 47, 81, 83, 85, 86, 116
Manosa.......................................76
MAPK..35
Mastocito.............................100, 105
McKenna, T...................................28
Mecanismo biológico.........................138
Mecanismos de defensa.........*véase* defensa

Mecanismos patofisiológicos 12
Medicamentos antipsicóticos 52
Membranas celulares 75, 82, 85
Metabolismo 26, 49, 50, 60, 68, 83, 117
Metabolitos 10, 11, 16, 17, 20, 26, 27, 32,
.... 52, 53, 113
Metagenómica 60
Metástasis 48
Metilación 77, 140
Micotoxinas 11, 13, 14, 18, 20, 26-34,
.... 35, 36, 37, 38, 39
Microbio 17, 60, 68
Microbios 95
Microbiota ..17, 21, 26, 28, 31- 35, 40, 58-61,
.... 67, 68, 69, 83, 95, 96, 98, 109
Microbiota intestinal 68, 84
Micronutrientes 32
Micro-organismos . 16, 20, 21, 60, 61, 67, 95,
.... 96
Milieu interieur 93
Mimetismo molecular 78
MKRN3 .... 112, 116, 117, 120
Modelo de diátesis- estrés 136
Modelo de peligro 106
Modelo del peligro 95
Modificación epigenética 78
Modificación genética 59
Modificaciones postraduccionales 75
Moho 10, 11, 12, 13, 14, 15, 16, 19, 21, 22
Moluscos 86
Monos del viejo mundo 87
Monosacáridos 75, 76
Mortalidad 46, 64, 134
Muller, HJ 45, 55
Multidisciplinar 63
Mutaciones 34, 47

N

N-acetilgalactosamina 76
N-acetilglucosamina 76
N-acetilhexosaminidasa 12
N-acetilneuramínico 79, 80
Neu5Gc 3, 74, 79-89

Neumococos 61
Neurodegeneración 42, 49, 50, 51, 54
Neuroinflamación 52
Neurología 13
Nivel socioeconómico 135
Noradrenalina 126
Nrf2 54
NSWS 46

O

Ocratoxina 33
OMS 36, 135, 137
Organismos autótrofos 42
Ovillos neurofibrilares 50

P

P. Falciparum 83
P. Reichenowi 82, 83
Paleofantasía 59
Paracelso 43
Paradigma microbiológico 60
Parasitación 53
Parásitos 16, 78, 95
Parkinson 50, 51, 56
Pasteur, L 63, 68
Patogenia 15, 23
Patógeno 18, 64, 65, 87, 95
Patrones migratorios 129
Patulina 27
Patulina 33
Pautas cluster 106
Peces 50, 81, 86
Penicillium 20, 22, 33
Pérdida de memoria 13, 50
Permeabilidad intestinal 32
Pescado 38, 83
Piedra Olduvayenses 82
Piensos 27, 30
Plagas 16, 29
Plasmodium 82
Plausibilidad biológica 108

Plegamiento de proteínas 51
Polen....................................16, 21, 102, 105
Poli-causalidad 13
Polifenoles...51, 54
Polisacárido.......................................12, 74
Postulados de koch 63
PPCI 116, 117
Práctica clínica 88, 141
Pradeu, T 102, 107, 110
Predisposición 18, 100, 104, 136
Presión ambiental....................................22
Presión evolutiva.....................................19
Presión selectiva 10, 20, 54, 126
Prevención de riesgos laborales................49
Primozide 52
Principio de detector de humos 16
Probióticos 61, 69, 72
Profet...20, 25
Proteasas..78
Proteasoma.......................................51, 52
Proteína p53...35
Proteínas excretadas................................20
Proteoma 74, 75
Protozoos..45, 53
Prueba de provocación 101
PSA 48
Pseudomonas aeruginosa........................80
Psicología 8
Psicopatología......... 134, 135, 136, 137, 138
Psiquiatría.....................................5, 7, 13
Pubertad 32, 112, 115, 116, 117, 118, 119
Pubertad precoz central.............. 3, 112, 116

Q

Quimiocinas 12, 18
Quimioterapia...48

R

Radiación..........29, 43, 45, 46, 47, 48, 49, 55
Radiación ambiental 45, 46, 49
Radioterapia..48

RASFF..36
Reacción de alarma.................................93
Receptores de glucocorticoides 140
Reconstrucción de los tejidos...................94
Relación causal 12
Rendimiento para la caza 128
Dubos, R............................3, 17, 58, 61, 62
Resfriado común 65
Resistencia 17, 66, 67, 93
Resistencia a la infección 17, 66, 67
Resistencia a la insulina 83
Resolución de problemas.......................140
Respuesta al estrés ....*véase* Estrés
Respuesta anticancerígeno 42
Resveratrol............................... 51, 53, 54
Reumatología..13
Revolución agrícola 28
RFRP...113
Rinitis...12
ROS..42, 52

S

Schatz, A 61
Secuencia de nucleótidos 138
Secuenciación metagenómica 58, 59, 68
Selección de rasgos 11
Selección positiva..................................129
Selye, H 93, 108
Sensibilidad química múltiple..................23
Señalización intercelular.........................78
Serotonina......................................35, 126
Sertindol...52
SHMH.................................11, 13, 14, 15, 16
Sialoma...80
Siglec...75, 85
Síndrome de adaptación general 93
Síndrome de fatiga crónica 22
Síndrome de hipersensibilidad frente a
      la humedad y el moho 10
Síndrome del daño cerebral infantil
      .... *véase* TDAH
Síndrome del niño golpeado 137
Síndrome hemolítico................................86

153

Síntomas ... 10-16, 20-33, 29, 30, 51, 52, 101, ... 105, 123, 124, 125, 129, 130, 140
Sistema inmune 12, 14, 17, 30, 35, 85, 95, 96
Sistema inmunitario .... 17, 18, 93, 94, 95, 96, ... 99, 104, 106, 107
Sistema innato 17
Sistema neuronal 20
Sistema redox 86
SLC6A2 127
SLC6A3 127
SLC6A4 127
SNAP25 127
Stachybotrys chartarum 22
Staphylococcus aureus 67
Suicidio 134, 135, 138, 139, 141, 142
Susceptibilidad 10, 14, 17, 60, 61, 66, 68, 83, ... 123, 126
Susceptibilidad individual 10

T

Tardieu, A 137
TDAH 123, 124, 125, 126, 128, 129, 130
Tenencia de animales 101
Teoría de la discontinuidad 92
Teoría de la evolución 129
Teoría de la selección clonal 104
Teoría de la sensiblización 137
Teoría microbiana de la enfermedad .... 58, ... 60, 63
Termoestables 27
TGFβ 113
Th2 .... 102, 110
Tiroiditis de hashimoto 85
TLR2 18
TLR4 18
Tolerancia 15, 92-101, 104, 105, 107
Tolerancia central 98
Toxicidad 14, 18, 43
Tóxicos ..... 16, 19, 20, 26, 32, 38, 43, 51, 54, ... 66, 143
Toxinas 20, 27, 95
Traducción 75
Transcripción 51, 53, 75

Trastorno de la conducta 124
Trastorno del aprendizaje 124
Trastorno del espectro autista 125
Trastorno hipercinético .... véase TDAH
Trastorno mental 136
Trastorno negativista desafiante 124
Trastorno por déficit de atención e hiperactividad 123
Trastorno psiquiátrico 140
Trastornos neurodegenerativos 55
Trastornos psicóticos 135
Trastornos relacionados con el uso de sustancias 136
T$_{reg}$ 98, 99, 102, 105
T$_{reg}$ FOX p 3 99
Tricoteceno .... véase tricotecenos
Tricotecenos 11
Trifluromazine 52
Tuberculosis 11, 48, 56, 61, 63, 64, 65

V

Variaciones genéticas 141
Variantes genéticas 126, 128
Variantes polimórficas 123, 127, 128
Varki, A 75, 88, 89, 90
Vertiente del efecto 14
Vigilancia sobre tumores 94
Violencia doméstica 142
Virus de la gripe humana 83
Visión ecológica 58
Visión reduccionista 58
VNTR 128
Vulnerabilidad 16, 59, 136

W

Waksman, SA 62

X

Xenoantígeno 83, 85

Xenohormesis 52, 53, 57
Xenosialitis 83, 85
Xenotrasplantes 85
Xilosa 76

Zuk, M 59, 69

Z

Zearalenona 32, 33
ZEN 32
Zona de exclusión 47

www.ingramcontent.com/pod-product-compliance
Lightning Source LLC
Chambersburg PA
CBHW052205220526
45471CB00004B/1827